Beiträge zur
gesellschaftswissenschaftlichen Forschung
Band 15

Gabriele Schmid

# Beitrag zur Betreuung und Pflege alter und verwirrter Menschen

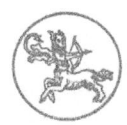

Centaurus Verlag & Media UG 1997

**Zur Autorin:** *Gabriele Schmid,* Dipl.-Sozialarbeiterin, Dipl.-Pädagogin, ist tätig als Geschäftsführerin beim Caritasverband für den Schwarzwald-Baar-Kreis e.V.

Diese Arbeit lag der Pädagogischen Hochschule Freiburg (Breisgau) 1995 als Dissertation vor unter dem Titel "Beitrag zur Betreuung und Pflege alter, insbesondere verwirrter alter Menschen".

Die Deutsche Bibliothek – CIP-Einheitsaufnahme

**Schmid, Gabriele:**
Beitrag zur Betreuung und Pflege alter und verwirrter Menschen /
Gabriele Schmid. – Pfaffenweiler : Centaurus-Verl.-Ges., 1997
(Beiträge zur gesellschaftswissenschaftlichen Forschung ; 15)
Zugl.: Freiburg (Breisgau), Pädag. Hochsch., Diss., 1995
ISBN 978-3-8255-0076-4
ISBN 978-3-658-14535-4     ISBN 978-3-658-14536-1 (eBook)
DOI 10.1007/978-3-658-14536-1
NE: GT

ISSN 0177-2740

Satz: Vorlage der Autorin

# Inhaltsverzeichnis

1. TEIL

## 2. TEIL

# Einleitung

Frau Martha W., unverheiratet und von Beruf Sozialarbeiterin, lebt zusammen mit ihrer 79-jährigen Mutter in einem kleinen Städtchen im Schwarzwald. Ca. drei Monate nach dem Krebstod ihrer älteren Tochter machte die Mutter einen Suizidversuch und mußte ins Psychiatrische Krankenhaus eingeliefert werden. Bei ihrer Entlassung nahm die Tochter Sonderurlaub zur Betreuung der Mutter. Bald hatte sich - so schien es - der psychische Zustand der Mutter stabilisiert und normalisiert, so daß diese - selbst in ihrem hohen Alter - ihren Klavierunterricht und die Tochter ihre Arbeit wieder aufnehmen konnten.

Einige Wochen später verschlechterte sich der geistige Zustand der Mutter. Nach einem Wohnungsbrand, den sie aufgrund einer zugedeckten Herdplatte entfachte, brachte die Tochter sie in das örtliche Altenheim. Nach einer Zeit des Probewohnens erklärte der Heimleiter, daß er die Mutter wegen ihrer Weglauftendenzen und der durch den Umzug bedingten erhöhten Verwirrtheit nicht länger behalten könne. Die Tochter war rat- und hilflos und suchte vergebens nach einer Betreuungsmöglichkeit für die Mutter.

Alleingelassen mit sich und ihrem Problem, faßte sie den Entschluß, ihre Arbeit, die ihr Lebensinhalt war, aufzugeben. Seit vier Jahren lebt sie nun isoliert und vergessen mit ihrer Mutter in der Wohnung, unglücklich und verbittert, weil

- ihr Ansprechpartner fehlen,
- die Betreuung der Mutter ihre psychischen Kräfte aufzehrt sowie sie physisch und geistig einengt,
- sie sich ausgenützt, isoliert und im Stich gelassen fühlt,
- die Mutter den Tag-Nacht-Rhythmus bestimmt, sie in ihrer Verwirrtheit permanent fordert und ihr trotzdem Undankbarkeit vorwirft,
- sie sich nicht auf sich selbst besinnen und entfalten kann, da die Mutter nie aus den Augen gelassen werden darf,
- sie durch das berufliche Ausscheiden sich mit einer kleineren Rente zufriedengeben muß,

- sie nicht weiß, wieviele Jahre diese geistige Verwirrtheit bei dem physisch guten Gesundheitszustand ihrer Mutter noch andauern wird.

Die Lebenssituation dieser beiden Frauen war für mich der Auslöser für die Frage: wie kann man dementen alten Menschen in der Pflege gerecht werden? Dieser Fragestellung bin ich nachgegangen, und ich will versuchen, mit Hilfe dieser nun vorliegenden Arbeit Einsichten in die konkreten Lebenssituationen der extrem belasteten Familien zu vermitteln und mögliche Entlastungen aufzuzeigen.

Es geht mir hierbei nicht nur um die Beschreibung von einzelnen Krankheitsbildern aus dem Gebiet der Gerontopsychiatrie, sondern primär um die Beschreibung der Situationen von verwirrten und nichtverwirrten Senilen in den Heimen und in den Familien.

Nach 30 Besichtigungen in Altenpflegeheimen mit geschlossenen Abteilungen, in gerontopsychiatrischen Pflegeheimen, in psychiatrischen Landeskrankenhäusern und in teilstationären Einrichtungen, den vielen Diskussionen mit Heimleitern, Mitarbeitern in der Pflege, Ärzten und dem immer wieder regen Austausch mit den Teilnehmern der Arbeitsgruppe bin ich bescheidener und anspruchsvoller zugleich geworden. Bescheidener, weil ich "die Lösung" nicht gefunden habe und anspruchsvoller, weil ich durch die realitätsnahe Schilderung der Lebenssituationen betroffener und nachdenklicher geworden bin.

Das Anliegen der nun vorliegenden Arbeit ist es, auf die Situation der pflegebedürftigen alten Menschen und besonders auf die der dementen Senilen in den pflegenden Familien und in den Heimen aufmerksam zu machen. Dabei ist mir bewußt, daß die Darlegungen zu den pflegenden Familien auf weit spärlicherem Material beruhen als die Ausführungen zu den Heimen. Es wird dabei offenkundig, wie wenig entwickelt das Aufgabengebiet der offenen Altenhilfe gegenwärtig noch ist und wie wenig wir folglich über die profanen Belastungen der Pflegenden wissen und dagegen tun.

2

# Das Altern aus medizinischer Sicht

Das Altern wird gesellschaftlich nach wie vor häufig mit negativen Altersstereotypen beurteilt.[1] Hintergründig spielt dabei die persönliche Angst vor Abhängigkeit, Behinderung, Krankheit und Tod eine wichtige Rolle.[2] Gerade aus medizinischer Sicht kann jedoch das Alter keineswegs einfach mit Abbau, Verlust und Defizit beschrieben werden[3], vielmehr ist es heute mehr denn je ein eigener gestaltbarer Lebensabschnitt, in dem man für seine Gesundheit und körperliche Vitalität Mitverantwortung trägt.[4]

Die *Gerontologie* hat wesentliches zu dieser neuen Sicht des Alters beigetragen, sie ist die interdisziplinäre Erforschung des Altersprozesses, des Alterns im umfassenden Sinn. Seit Anfang dieses Jahrhunderts wurde das Altern vor allem von der Medizin als spezielles Forschungsgebiet erkannt, und heute beteiligen sich an der gerontologischen Forschung auch die Biologie, die Psychologie, die Soziologie u.a.m.[5]

Die *Geriatrie* im speziellen ist die Medizin der alten Menschen, die Altersheilkunde. Von der British Geriatric Society wird sie folgendermaßen definiert: "Geriatrie ist ein Zweig der Allgemeinmedizin und befaßt sich mit den klinischen, präventiven, medikamentösen und sozialen Aspekten der Krankheit bei älteren Menschen."[6] Als ihr Vater gilt der Amerikaner Ignatz L. Nascher, der 1909 ein Programm der Geriatrie veröffentlichte und dabei erstmals den Begriff "geriatrics" verwendete.[7] Noch heute sind die USA und England führend in dieser Disziplin.[8] Sie beschäftigt sich hauptsächlich mit drei Bereichen: Mit dem Altern an sich, mit den Erkrankungen älterer Menschen und mit der Organisation der medizinischen, psychologischen und sozialen Hilfen für alte Menschen.[9]

*Biologisch-medizinisch* gesehen, ist das Altern auf drei ineinandergreifende Prozesse zurückzuführen:

"1) Organe oder Teile von Organen werden in ihrer Größe reduziert,

2) Gewebestrukturen unterliegen einer Verfestigung und Versteifung,

3) Organfunktionen werden qualitativ und quantitativ verändert."[10]

Das Altern des Organismus ist hauptsächlich darin begründet, daß bestimme Stoffe, Moleküle oder Zellen nicht erneuert werden. Das Collagen, ein Eiweiß in den Bindegeweben, versteift sich, es altert.[11] In Zellen, die teilungsunfähig sind, führt eine Störung der Proteinsynthese oder die Verlangsamung, resp. Beendigung, der Eiweißbildung aufgrund einer sog. molekularen Uhr zum Absterben der Zellen.[12] Diese Zellen finden sich vor allem in den Nervenknoten, den Ganglien der Sinnesorgane und des Gehirns.[13] Die Folgen davon sind vielfältig. Die Leistungsfähigkeit der Sinnesorgane von Geschmack, Auge und Ohr wird reduziert. Die Reaktionsgeschwindigkeit nimmt ab, die Adaptionsfähigkeit des Körpers wird verringert. Schließlich wird davon das Gleichgewicht der Körperfunktionen, die Homöostase, beeinträchtigt.[14]

Die *Sozial- und Präventivmedizin*, die sich einerseits mit den durch die gesellschaftliche Umwelt bedingten Ursachen von Krankheit, Invalidität und vorzeitigem Tod und deren Auswirkungen,[15] andererseits mit der primären (verhütenden) und sekundären (früherfassenden) Prophylaxe (Vorbeugung) befaßt[16], wird gerade im Bereich der Gerontologie in den nächsten Jahren weiter an Bedeutung gewinnen. Die chronischdegenerativen Leiden sind zu einem wesentlichen Teil durch die Lebensgewohnheiten bedingt[17] Unfälle sind durch ein richtiges Verhalten oftmals zu vermeiden, auch hat im Alter besonders eine richtige Ernährung große Bedeutung.[18] Isolation und Einsamkeit werden durch neue Kontakte, durch Begleitung und das Erleben von Gemeinschaft verhindert.

**Krankheitsbilder**

Die im Alter auftretenden Krankheiten sind häufig chronisch verlaufende Krankheiten. Diese haben für die Geriatrie zunehmend an Bedeutung gewonnen, da die Menschen meist nicht mehr an ihrer Grundkrankheit, etwa Diabetes mellitus, sterben müssen, aber auch nicht mehr an einer sekundären Krankheit, z.B. Lungenentzündung, die seit Einführung der Antibiotika erfolgreich behandelt wird.

Zu den häufigsten psychiatrischen Erkrankungen im Alter gehören psychoorganische Störungen wie Demenz, Verwirrtheitszustände und die depressiven Krankheitsbilder. "Bei der Demenz ist vom 65. bis zum 90. Lebensjahr ein deutlicher Anstieg in der Häufigkeit zu verzeichnen. Unter den 65- bis 69jährigen sind 2,4 bis 5,1 % dementiell krank, unter den 70- bis 74jährigen 5,3 bis 9,1 %, den 75- bis 79jährigen 10 bis 12 %, den 80- bis 90jährigen 20 bis 24 % und unter den über 90jährigen über 30 %. Psychische Störungen allgemein sind bei ca. 25 bis 30 % der über 65jährigen Bevölkerung vorhanden; dabei wird der Anteil der psychiatrisch Behandlungsbedürftigen auf ca. 15 % geschätzt."[19]

*KÖRPERLICH BEGRÜNDBARE PSYCHISCHE STÖRUNGEN*

*Alzheimer Demenz oder Demenz vom Alzheimer-Typ*

Sie ist eine Demenz, die aufgrund von Neuronendegeneration und diffuser Hirnatrophie entsteht. Sie kommt wesentlich häufiger als die vaskuläre Demenz vor. Sie beginnt schleichend im Sinne eines organischen amnestischen Psychosyndroms. Für den Feststellungsbeginn und den Ausprägungsgrad sind familiäre Beziehungen nachgewiesen, so daß ein genetischer Faktor anzunehmen ist.[20] Ansonsten ist über die Ätiologie nicht viel bekannt.

Symptome: - Merkfähigkeits- und Gedächtnisstörungen, Wort- und Namensfindungsstörungen
- Einengung der Interessen, Erstarrung
- Apraxie, Aphasie, Sprachzerfall
- Apathie, Gereiztheit, Unruhe
- Regression der Vorstellungswelt auf die Kindheit
- Stupor, Delir, Wahn

Verlauf: gleichmäßig, progredient; Tod durch Marasmus oder hinzukommende körperliche Krankheit (Infektion)

Therapie:   körperliche Pflege; Aufklärung und Beratung der Angehörigen; sparsa-
mer Umgang mit Sedativa; Beschäftigungstherapie, Physiotherapie,
Vermeidung von Bettlägerigkeit; Schutz des Patienten vor sich selbst
(z.b. Sturzgefahr, Umgang mit Feuer)

*Vaskuläre Demenz (Hirnarteriosklerose)*

Sie gehört zu den häufigsten Krankheiten der Menschen und wird durch die zunehmende Lebenserwartung zu einem immer größeren medizinischen Problem. In der
Bundesrepublik handelt es sich bei ca. 30 % aller Todesursachen der über
65jährigen um cerebrale Gefäßkrankheiten.[21] Der Beginn der Krankheit ist zeitlich
unterschiedlich, jedoch meist um das 60. Lebensjahr. Sie tritt in Schüben auf und
verläuft unregelmäßig und vielgestaltig mit wechselnder Progredienz und zwischen-
zeitlichen Besserungen.

Symptome:    Beginn der Demenz nach mehreren ischämischen Episoden oder
einem Schlaganfall, meist in höherem Alter, abrupt, aber auch
schleichend; ungleichmäßige Ausprägung der Symptome

Psychische   -   Zuspitzung der Persönlichkeit
Symptomatik: -   Apathie oder Enthemmung
             -   Affektlabilität
             -   Amnestisches Syndrom
             -   Episoden von Bewußtseinstrübung (Delir)
             -   nächtliche Verwirrtheitszustände

Therapie:    Herz- und Kreislaufbehandlung, Einstellung des Blutdrucks, evtl.
Vasotherapeutika, aktivierende Behandlung mit Beschäftigungs-
und Physiotherapie, psychotherapeutische Gespräche

*Morbus Pick*

Sie beginnt ab dem 4. Lebensjahrzehnt und verläuft über mehrere Jahre, die Persönlichkeit baut rasch ab. Die Krankheit ist vorwiegend erblich.

6

| Symptome: | frühzeitig progrediente Persönlichkeitsveränderungen, Verlust des Takts und der Distanz, Enthemmung, Triebhaftigkeit (Kriminalität), Verlust sozialer Fähigkeiten und Funktionen, Leere, Erregung/Apathie, Euphorie; Gedächtnis- und Sprachstörungen, intellektureller Abbau, Stereotypien |
|---|---|
| Therapie: | nur symptomatisch, Pflege |

## Morbus Parkinson

Sie tritt ab dem 40. Lebensjahr auf und findet sich bei etwa 1 % der über 65jährigen. Ihre Schwere und ihr Verlauf sind unterschiedlich.

| Symptome: | - neurologisch: kleinschrittiger Gang, monotone Sprache, Speichelfluß, Salbengesicht, Akinese |
|---|---|
| | - psychisch: Depression, Antriebsminderung, Apathie/Erregung, Gedächtnisstörungen, Verlangsamung, Halluzinosen, Delir |
| Therapie: | Physiotherapie, psychotherapeutische Betreuung, Medikation |

## Sonstige Störungen

a) Chorea Huntington

b) Morbus Wilson

c) Morbus Creutzfeldt-Jakob

d) Progressive Paralyse

e) Enzephalitiden (aktuelles Beispiel ist AIDS, erstmals 1981 beschrieben)

f) Traumatische Hirnschädigungen

Sie werden teilweise durch Entzündungen oder Stoffwechselstörungen hervorgerufen. Sie treten nicht sehr gehäuft auf (außer AIDS) und sind demzufolge auch nicht groß bekannt.

*Schizophrene Psychosen*

Die schizophrenen Psychosen beginnen selten im höheren Lebensalter, sondern meist weit früher. Sie erfahren jedoch im Alter häufig einen Wandel. Akute Syndrome werden seltener, und insgesamt treten die schizophrenen Symptome eher zurück. Das Alter scheint die Psychose zu mitigieren.[22]

| | |
|---|---|
| Symptome: | (Einteilung nach Eugen Bleuler, 1911,[23]) |
| a) Grund-<br>symptome: | - Formale Denkstörung (Begriffszerfall,<br>Zerfahrenheit) |
| | - Störungen der Affektivität |
| | - Ich-Störungen |
| b) Akzes-<br>sorische<br>Symptome: | - Wahn |
| | - Halluzinationen |
| | - katatone Symptome (Störungen der Motorik und des Antriebs, psychomotorische Unruhe, Stupor) |
| Therapie: | 1) Somatotherapie (Neuroleptika und Elektrokrampftherapie) |
| | 2) Psychotherapie (psychotherapeut. Gespräche, Verhaltenstherapie, psychodynamische Therapie, Musiktherapie, Familientherapie, Angehörigenarbeit) |
| | 3) Sozialtherapie/Rehabilitation (Schaffung eines natürlichen Behandlungsmilieus, Realitätstraining, spezielle therapeutische Aktivitäten, institutionelle Behandlung) |

*Affektive Psychosen*

Die affektiven Psychosen beginnen zum größten Teil im mittleren bis fortgeschrittenen Lebensalter. Bei mehrphasischem Verlauf werden mit dem Alter die Phasen häufiger und z.T. auch länger.[24]

Depression / Melancholie

Symptome:

a) Affektivität: Gefühle innerer Leere, Gefühle von Sinn- und Hoffnungslosigkeit,
Verzweiflung, Pessimismus/Zweifel/Resignation, Selbstentwer-
tung, Schuldgefühle, Tagesschwankungen

b) Antrieb: Antriebshemmung, -steigerung

c) vegetative Symptome: Durchschlafstörungen, Appetitmangel, Obstipation,
ständige Müdigkeit

d) Denken: Denkhemmung, depressiver Wahn (Schuld, Versündigung, Verar-
mung, Krankheitswahn, nihilistischer Wahn), Tötungsimpulse

Besondere Formen der schweren Depression:

- depressive Syndrome in Schwangerschaft und Wochenbett

- drepessive Syndrome im Klimakterium

- Erschöpfungsdepression

- Larvierte Depression

- Involutionsdepression

- Depression im Senium

- Hirnorganische Depression

- Symptomatische Depression

Therapie: Psychopharmakologische Behandlung, Psychotherapie, Beschäftigungstherapie, Musiktherapie, Krankengymnastik, stationäre Therapie

Manie

Symptome:

a) Affektivität: gehobene Stimmung, Gereiztheit mit Aggressivität, Distanz- und
Kritiklosigkeit, gesteigerte Leistungsfähigkeit

b) Antrieb: starke Antriebssteigerung, Umsetzung von Größenideen in Taten,
Enthemmung, starke Erregung

c) vegetative Symptome: Schlafstörungen, gesteigerte Libido/Potenz

d) Denken: Ideenflucht, Wahn (z.B. Größenwahn)

Therapie: Somatische Therapie mit Neuroleptika, Psychotherapie

9

Wie in den früheren Lebensabschnitten machen auch im Alter die Konfliktreaktionen und Neurosen einen großen Teil der psychischen Störungen aus. Neurosen können sich durch das ganze Leben ziehen, wobei sich die Symptomatik im Laufe des Alterns bei vielen Kranken abschwächt. Aktuelle Konfliktreaktionen treten jedoch beim alten Menschen häufig auf.[25]

Es gibt aber auch neurotische Entwicklungen, die sich im Alter nur wenig verändern. Erschwerend kommt dann häufig die allgemein erhöhte Morbidität hinzu. Neurosen können im Alter gelegentlich Exazerbationen erfahren. Eine unbewältigte Triebproblematik aus der Kindheit oder Jugendzeit, ein ungelöster Konflikt mit einem (evtl. schon verstorbenen) Angehörigen etc., können noch im hohen Alter des Betroffenen eine ausgeprägte Dynamik zeigen und zu schweren depressiven Verstimmungen führen. Einzelne Persönlichkeitszüge oder Persönlichkeitsstörungen können im Alter verschärft hervortreten.

Formen neurotischer Erkrankungen sind:

- Neurotische Depression

- Zwangsneurose

- Angstneurose

- Phobien

- Hysterische Neurose

- Hypochondrische Neurose

- Charakterneurose

- Neurotisches Depersonalisationssyndrom

Formen spezieller Reaktionen sind:

- Situative Konfliktreaktion

- Depressive Reaktion

- Suizidhandlung als Konfliktreaktion

- Psychogene Somatisierungen als Reaktion

- Abnorme Trauerreaktion

- Erschöpfungsreaktion und Reaktion auf Extrembelastung

Die 1975 veröffentlichten Ergebnisse der Psychiatrie-Enquete haben breite Bereiche unzureichender Versorgung, u.a. bezogen auf ältere psychisch kranke Menschen, deutlich gemacht. Gefordert ist die Neustrukturierung der Psychiatrie und in diesem Rahmen eine Entwicklung von Versorgungsgebieten mit integrierten Diensten, die diagnostischen und therapeutischen Möglichkeiten gerecht werden. Die fachtherapeutischen Dienste müssen ausgebaut werden, multiprofessionelle Teams müssen im ambulanten und stationären Bereich entstehen. Für das Gebiet der Gerontopsychiatrie sind spezialisierte Abteilungen in Krankenhäusern (auch in Allgemeinkrankenhäusern) und Tageskliniken/Tagespflegeheimen gefordert. Die Pflegeheime/Krankenhäuser, die psychisch veränderte alte Menschen aufnehmen, müssen in das Netz gerontopsychiatrischer Versorgung integriert werden.

# Zur Geschichte der Pflege alter Menschen

Mit Hilfe von Untersuchungen, Befragungen und Statistiken des Kuratoriums Deutsche Altershilfe in Köln habe ich versucht, folgenden historischen Abriß zusammenzustellen. Sämtliche Zahlen habe ich den monatlich erscheinenden Informationsbroschüren - herausgegeben vom Kuratorium Deutsche Altershilfe - von 1986 bis heute entnommen.

## Der Beginn der organisierten Pflege

Auch als die Familie die Großeltern noch bei sich gehalten hatte, gab es alleinstehende alte Männer und Frauen. Das, was wir heute Staat nennen, hat sich um sie nicht gekümmert. Ihrer haben sich kirchliche Einrichtungen und Gemeinden angenommen. Beide taten das, weil sie in dem notleidenden alten Menschen ein Mandat Gottes sahen, einen Auftrag und eine Prüfung. Wer den Auftrag begriff und die Prüfung bestand, sammelte sich Kapital und Paß, um die Reise ins Jenseits bestehen zu können. Denn Christus hatte ja gesagt: "Was ihr dem geringsten meiner Brüder tut, das habt ihr mir getan".[26] Auf dieses Wort gründete sich die individuelle Sorge um die Heimatlosen, Siechen, Gebrechlichen und Alleinstehenden. Die zunächst nur persönlich empfundene Pflicht organisierte sich in Klöstern. Zu den beschaulichen Orden gesellten sich Konvente, deren Mitglieder sich vordergründig der Beherbergung und Pflege der Kranken und Alten verschrieben.[27] Stiftungen mancher Art machten die Einrichtung großer Pflegestätten und deren dauernden Unterhalt möglich. Als die Städte zur Wohlhabenheit und größerer Unabhängigkeit gelangten, nahmen auch sie sich der Hilfsbedürftigen an und gründeten Hospitäler, die dem ursprünglichen Sinn des Wortes entsprechend nicht nur Krankenanstalten, sondern Gästehäuser für Hilfsbedürftige und Alleinstehende waren.

Das sind die Anfänge einer organisierten Altenfürsorge im Mittelalter. Man dachte noch nicht an Leistungen, die uns heute geläufig sind: an besondere Hygiene, Re-

13

habilitation und ähnliches. Man war redlich überzeugt, daß ein Dach, eine Schlafstatt, Essen, Kleidung und eine Wärmegelegenheit während der winterlichen Tage alles sei, was gebraucht werde.[28]

Der weitgehend auf ein primitives Lohnwärtersystem herabgesunkene Pflegestand und die unbeschreiblich schlechten hygienischen Verhältnisse in den Pflegestätten haben der Zeit vom Ende des 17. bis zur Mitte des 19. Jahrhunderts den düsteren Namen "Das dunkle Zeitalter der Pflege" gegeben.[29] Bis zur Einführung besserer allgemeiner hygienischer Maßnahmen im 19. Jahrhundert mußten wegen Anstekkungsgefahren oft Anstalten geschlossen oder gar niedergerissen werden. Das Bild, das von dem Pflegepersonal entworfen wird, ist wenig ermutigend. Die Verwaltungen klagten über Unsittlichkeit, Trunksucht, Dieberei und über eine grenzenlose Habsucht bei den Wärtern und Wärterinnen. Meist waren es Frauen und Männer, die die Pflegetätigkeit als einen Unterschlupf in Zeiten der Arbeitslosigkeit betrachteten, den sie sofort wieder verließen, wenn sich ihnen bessere Verdienstmöglichkeiten boten. Unwissend und ungebildet, ohne jede ethische Grundlage und ohne den Willen, den Gebrechlichen zu helfen, ohne Anleitung in der Arbeit, unter sehr schlechten Arbeitsbedingungen, meist ohne Aufsicht der Willkür der Verwaltung ausgeliefert, konnte die unkontrollierte Herrschaft des Wärterstandes solche Ausmaße annehmen.[30] In den katholischen Ländern sah es nicht ganz so trostlos aus, denn hier gab es eine Reihe von Pflegeorden, z.B. die Vinzentinerinnen, die ihren Dienst in alter Hingabebereitschaft taten. Ihre Zahl reichte allerdings in keiner Weise aus, doch da, wo sie die Aufsicht über die Wärter führten, hielten sie Ordnung.

In der Zeit eines wiedererwachenden Glaubenslebens zu Anfang des 19. Jahrhunderts empfanden eine Reihe verantwortungsbewußter evangelischer Christen die Not in der Versorgung von Kranken und Alten und andere soziale Mißstände als einen Anruf, auf Mittel und Wege zur Abhilfe zu sinnen. Dies führte dazu, daß das Diakonissenamt hervorgerufen wurde. Überall da, wo die Schwestern in die Pflegestätten einzogen, zog mit ihnen auch Ordnung, Sauberkeit und eine gute Atmosphäre ein.[31] Die Auswirkung der Industrialisierung, die einen Wandel auf allen Lebensgebieten mit sich brachte, ging auch an der Pflege nicht spurlos vorüber und schuf erstmals eine finanzielle Grundlage durch staatliche Unterstützung.

**Die Pflege im 20. Jahrhundert**

Die demographische Struktur im westlichen Teil der Bundesrepublik Deutschland ist - ähnlich wie in vielen anderen Industrieländern - bestimmt durch einen langfristigen Geburtenrückgang, der allmählich dazu führte, daß die höheren Altersklassen in der Bevölkerung zunahmen. Diese Entwicklung setzte bereits in der Mitte des 19. Jahrhunderts ein und hat inzwischen dazu geführt, daß das Reproduktionsniveau der deutschen Bevölkerung nicht mehr erreicht wird, da ein Überschuß der Gestorbenen gegenüber den Geborenen besteht.[32] Der Geburtenrückgang ist Ergebnis eines Zusammenwirkens von Faktoren, die in Richtung einer Verminderung der Kinderzahlen wirken wie z.B. die Erwerbstätigkeit der Frauen (einschließlich ihrer stärkeren Berufsorientierung), relativ ungünstige Wohn- und Wohnumfeldbedingungen für Familien mit Kindern, wirtschaftliche Schwierigkeiten bis hin zu wirtschaftlichen Benachteiligungen kinderreicher Familien. Der Ausbau der sozialstaatlichen und medizinischen Einrichtungen hat eine Reihe von Bedingungen aufgehoben, die in früheren Zeiten hohe Kinderzahlen begünstigten. Der Arbeitskräftebedarf innerhalb der Familien sowie das Streben nach Alterssicherung durch versorgungspflichtige Kinder sind heute nur noch von sehr geringer Bedeutung; die früher hohe Säuglingssterblichkeit konnte erheblich verringert werden. Hinzu kommt, daß Techniken der Geburtenkontrolle inzwischen weithin gesellschaftlich akzeptiert werden.[33]

Die hohe Zahl älterer Menschen heute ist nur zu einem geringen Teil auf eine leicht verlängerte allgemeine Lebenserwartung zurückzuführen. Zwischen 1871 und dem Beginn des 1. Weltkrieges waren hohe Kinderzahlen bei gleichzeitig rasch sinkender Säuglings- und Jugendsterblichkeit Grund der Bevölkerungsexplosion. Die Geburtenüberschüsse in dieser Phase reichten aus, um das Bevölkerungswachstum bis zum 2. Weltkrieg fortzusetzen, da bei sinkender Geburtenhäufigkeit aus geburtenstarken Jahrgängen relativ viele Kinder hervorgingen.[34] In der Zeit nach dem 2. Weltkrieg bis 1961 nahm die Bevölkerung der Bundesrepublik aufgrund der Aufnahme von Vertriebenen und von Deutschen aus der DDR weiter zu. Der Zuwachs der Wohnbevölkerung im Zeitraum von 1962 bis 1974 beruhte auf einem Zuwanderungsüberschuß ausländischer Arbeitnehmer und ihrer Familien. Im Jahre 1974 nahm die Bevölkerungszahl der Bundesrepublik erstmals ab; bei der deutschen Bevölkerung setzte der Rückgang bereits 1972 ein.[35]

Durch die rückläufige Entwicklung der Gesamtbevölkerung - aufgrund des Geburtenrückgangs - erfolgte also langfristig eine Umschichtung in der Altersstruktur der Bevölkerung mit einer deutlichen Zunahme der älteren und ältesten Altersklassen in Relation zum Anteil der jüngsten Altersklassen und des Bevölkerungsanteils im erwerbsfähigen Alter.

So wird die abnehmende Wohnbevölkerung in der Bundesrepublik in den nächsten Jahrzehnten von einem Zuwachs der Zahl und des Anteils älterer Menschen an der Gesamtbevölkerung begleitet sein. Die mittel- und langfristigen ökonomischen Auswirkungen dieser demographischen Entwicklung auf die gesamte Volkswirtschaft werden inzwischen diskutiert.[36]

Anfangs dieses Jahrhunderts betrug die Lebenserwartung bei Männern und Frauen etwa 45 - 48 Jahre, 1960 ca. 67 - 72 Jahre, heute dagegen können wir mit einer durchschnittlichen Lebenserwartung von 72 Jahren bei Männern und 78 Jahren bei Frauen rechnen.[37]

Geradezu erstaunlich aber ist die Tatsache, daß viele Menschen inzwischen hochbetagt werden. 1950 gab es 19.000 Neunzigjährige, 1995 werden es etwa 200.000 sein. Wurden 1910 63 Personen hundertjährig und älter, waren es 1987 bereits 2.197 - nach dem Jahr 2000 leben voraussichtlich etwa 10.000 Hundertjährige unter uns (s. Anlage 1, S. 115).[38]

Der individuell sehr unterschiedlich verlaufende natürliche Alterungsprozeß ist durch eine verminderte Anpassungsfähigkeit des Organismus auf Störungen gekennzeichnet. An den sich veränderten Organen entstehen leichter Alterskrankheiten, wobei sich das Altern und die Krankheit gegenseitig beeinflussen. Während chronische, langfristige und irreversible Erkrankungen mehr und mehr das alltägliche Leben beeinflussen, können bis zu neun Krankheiten gleichzeitig bei einem über 70-Jährigen durchschnittlich erwartet werden. Folgende Krankheiten sind heute eng mit dem höheren Lebensalter verbunden: der Altersdiabetes, Herz- und Kreislauferkrankungen, Gefäßerkrankungen wie Arteriosklerose, Abbauprozesse am Bewegungsapparat und psychiatrische Alterskrankheiten. So beträgt der Anteil dementer Menschen bei den über 90-Jährigen mindestens 30 %.[39] Da von der Mehrzahl der befragten Gerontopsychiater in der Erforschung der Ursachen seniler Demenz für die nächsten Jahrzehnte keine Fortschritte vorausgesagt werden, können wir eine erhebliche Steigerung der absoluten Zahlen altersdementer Menschen erwarten. Bislang leben noch 47 % der über 75-Jährigen in Ein-Personen-Haushalten[40], und jeder fünfte der über 80-Jährigen ist pflegebedürftig. 3,3 % der Menschen über 65 Jahre (bezogen auf die Gesamtbevölkerung) lebten anfangs der sechziger Jahre in Alten- und Pflegeheimen. Heute sind es rund 4 %, obgleich die Anzahl der Hochbetagten enorm angestiegen ist.

**Die veränderte Situation im Pflegeheim**

Entscheiden sich heute alte - oder auch jüngere Menschen (es leben rund 50.000 unter 65-Jährige in Einrichtungen der Altenhilfe) - für den Umzug ins Pflegeheim, sind sie meist schon pflegebedürftig und haben keine andere Wahl. 50 - 60 % der neuen Heimbewohner werden mit dem Krankentransport direkt vom Krankenhaus als "Pflegefall" ins Heim gebracht. Befragungen zufolge zog die Hälfte der Menschen bis etwa Mitte der sechziger Jahre gerne ins Heim, nur etwa 10 % kamen ausgesprochen ungern. 25 % zogen wegen Wohnungsschwierigkeiten, 25 % aus Gründen der Einsamkeit oder familiären Motiven und 50 % augrund von Krankheit, Pflegebedürftigkeit bzw. Körperbehinderung (u.a. als Spätfolgen von Kriegsverletzungen) oder aus Versorgungsschwierigkeiten ins Heim. So half auch noch jeder zweite Bewohner bei kleineren Hausarbeiten mit.

An Beispielen des Bundeslandes Nordrhein-Westfalen läßt sich das belegen, wobei die Wahrscheinlichkeit dafür spricht, daß Nordrhein-Westfalen in der Bundesrepublik keinen Einzelfall darstellt. 1969 waren die verfügbaren Alten- und Pflegeheimplätze - gemessen an den Pflegesatzeinstufungen - zu 70 % durch rüstige Bewohner und zu 30 % durch sogenannte Pflegefälle belegt (erhöht und schwer Pflegebedürftige). 1984 betrug das Verhältnis bereits 40 % "rüstige" und 60 %

"pflegebedürftige" Bewohner (darunter 37 % "schwer Pflegebedürftige"). 1988 zeigt sich abermals eine deutliche Verschiebung: Nun stellen die "Rüstigen" noch 31 % der Bewohner, die "Pflegebedürftigen" aber 69 % (davon 46 % "schwer Pflegebedürftige"). Doch nicht nur eine Umkehrung der zahlenmäßigen Relation zwischen diesen beiden Bewohnergruppen ist für die letzten 20 Jahre festzustellen; die "Rüstigen" sind heute weniger rüstig und die "Pflegebedürftigen" sehr viel pflegebedürftiger.[41]

Beim Einzug ins Heim sind heute die Menschen etwa 82 - 83 Jahre alt. 1961 waren nur etwa 15 % älter als 80 Jahre, 34 % jedoch jünger als 70 Jahre (bei einer Lebenserwartung von 67 - 72 Jahren), 50 % waren zwischen 71 und 80 Jahre alt. Mehr als ein Drittel der 1986 im Heim lebenden Bewohner war älter als 85 Jahre; 1961 waren dies 12 %. Heute sind gut 70 % der Bewohner älter als 75 Jahre, 1961 war über ein Viertel unter 75 Jahre alt.

Wie das folgende Schaubild zeigt, steigt mit dem höheren Lebensalter auch die Zahl der alten Menschen, die in Alten- und Pflegeheimen lebt.

*Unterbringungsrate in Alten- und Pflegeheimen*
aus der Zeitschrift "KDA" (= Kuratorium Dt. Altershilfe), 1/88, S. 12

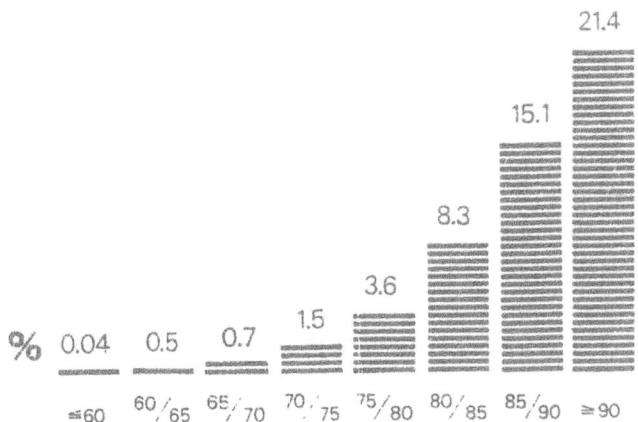

Im Vergleich zu früher leben heute mehr schwerstpflegebedürftige Menschen in den Pflegeheimen, denn

- jeder fünfte Heimbewohner verbringt erst seine letzten Lebenstage im Heim,
- nach Schätzungen hat sich die Lebenszeit in den Heimen im letzten Lebensjahr-zehnt mehr als halbiert und beträgt heute bei den Pflegebedürftigen etwa ein bis zwei Jahre,
- 70 % der Heimbewohner sind harn- bzw. stuhlinkontinent,
- nach Schätzungen haben 40 % - 60 % aller Heimbewohner psychiatrische Dia-gnosen,
- 50 % - 60 % der neuen Heimbewohner werden direkt aus dem Krankenhaus ins Heim gebracht, und
- es gibt immer mehr Heimbewohner, die über eine Sonde ernährt werden müssen, denen immer wieder Sauerstoff zugeführt werden muß, die Infusionen benötigen und denen ein noch nicht abgeheiltes Dekubitalgeschwür weiterbehandelt werden muß.[42]

19

In der Regel erfolgt die Wohnungsauflösung unmittelbar nach Umzug ins Heim, so daß eine Rückkehr nach Hause auch nach Verbesserung des gegenwärtigen Zustandes nicht mehr möglich ist.

Schon 1958 wurde auf den Pflegenotstand hingewiesen, da die Versorgung von Alters- und Siechenheimen mit Pflegekräften sich zunehmend schwieriger gestaltet hatte. Sie war ab etwa 1957 durch den rapide wachsenden Schwesternmangel, der durch einen erhöhten Bedarf durch den Bau von Krankenhäusern, durch die Arbeitszeitverkürzung und durch die Überalterung vieler Schwesternschaften hervorgerufen worden war, fast unmöglich geworden. Andererseits wurden ständig neue Altersheime erstellt, und doch reichte die Zahl der verfügbaren Betten nicht aus, um der Nachfrage zu genügen.

Kasernen, Baracken, abgelegene Hotels, Schlösser, bestehende Heime und Neubauten waren nach dem Krieg auf-, um- bzw. neu gebaut worden, damit den alleinstehenden, ausgebombten oder vertriebenen alten Menschen ein Schlaf- und Eßplatz geschaffen werden konnte. Einige Häuser waren abgelegen und die Lebensmöglichkeiten dadurch sehr begrenzt. Das Drei- bis Vier-Bett-Zimmer war die Regel, in dem auch gesunde alte Menschen untergebracht waren. Die hohe Belegungsdichte führte dazu, daß einer Person nur sechs bis sieben Quadratmeter Zimmerfläche zur Verfügung stand und das Haus über keinerlei Gemeinschaftsräume verfügte. Zu zweit nutzte man das Waschbecken, acht Bewohner hatten sich eine Toilette und 20 eine Badewanne zu teilen, das Stationsbad war für 40 Bewohner vorgesehen. Der größte Luxus in den Heimen jener Zeit waren Zentralheizung und fließendes kaltes Wasser in den Zimmern. Heime mit diesem Komfort galten noch bis 1982 als "gehobene Heime".[43] Eine Statistik des Deutschen Caritasverbandes in Freiburg weist 1967 noch 13 Heime aus, die nicht zu den gehobenen Heimen zählen.

## Der pflegerische Dienst

Der pflegerische Dienst war über Jahrhunderte von Ordensfrauen wahrgenommen worden.[44] "Freie", ausgebildete Krankenpflegerinnen gab es erst seit Beginn des 20. Jahrhunderts. Die Ordensgemeinschaften hatten das Bild der Pflegenden geprägt, indem sie dienende, opferbereite Frauen verkörperten, deren Leben ungeteilt mit der Pflegetätigkeit und dem jeweiligen Wirkungsort verbunden war. Ihr Dienst war Beruf aus Berufung und ihre totale Verfügbarkeit wurde nicht durch die Bindung an Freunde und an die Familie beeinflußt. Die Ordensgemeinschaften leiteten das Heim und waren richtungsweisend für die Pflege und Betreuung. Viele von ihnen waren sehr geschätzt, geachtet - aber manche auch gefürchtet.

Durch den fehlenden Nachwuchs zogen sich die Mutterhäuser dann jedoch nach und nach auf die Arbeit im Krankenhaus zurück. So war in fast allen Altersheimen der Mangel an Pflegekräften allgemein und insbesondere an geschulten Pflegekräften als besonderes Problem für Heimbewohner und Heimleitungen entstanden. Im Krankheitsfall wurden weitaus die meisten der Heimbewohner vom Pflegepersonal des Altenheims gepflegt, lediglich 10 % des Pflegepersonals kam von draußen. Auch Kinder und andere Verwandte kümmerten sich vereinzelt um ihre kranken Angehörigen im Heim.

Die Pflege des alten Kranken war eine "verwahrende" Pflege, ein Pflegekonzept gab es nicht. Pflege geschah intuitiv und aus dem Schatz der langjährigen Erfahrung. Die allgemein verbreitete Ansicht einer guten Krankenschwester betonte den mütterlichen Aspekt der Versorgung: sie sollte dem "Insassen", dem Patienten (= Erdulder) dienen, ihn bedienen, ohne ihn zu aktivieren. Die damalige Ansicht, daß bei Altersleiden und -krankheiten körperliche Schonung und Bettlägerigkeit sinnvoll seien, läßt das "Dahinsiechen" alter Menschen vielleicht heute besser verstehen. Die räumliche Enge erschwerte die Pflege zusätzlich. Die Umwandlung der Altersheime in Pflegeheime erfolgte zunächst nur mit geringfügigen Veränderungen.

Das Altenheim galt bei ausgebildetem Krankenpflegepersonal gegenüber der Akutmedizin als ein wenig attraktiver Tätigkeitsbereich, weil in der Altenpflege vielfach Kenntnisse und Fähigkeiten verlernt wurden. Zusätzlich wurde der allgemeine Mangel an Krankenschwestern noch durch den permanent steigenden Anteil verheirateter Schwestern verstärkt, die bei den ungünstigen Arbeitszeitbedingungen - nicht zuletzt durch den noch üblichen geteilten Dienst - spätestens nach der Geburt eines Kindes ihren Beruf aufgeben mußten. Stationshilfen und andere Mitarbeiter wurden angelernt. Doch die zunehmende Schwierigkeit, manchmal Unmöglichkeit, bei der steigenden Anzahl der Hilfe- und Pflegebedürftigen die Altersheime mit Pflegekräften zu besetzen, die menschlich und fachlich qualifiziert waren, führte zu zunächst halbjährigen Lehrgängen in der Altenpflege für zumeist ältere Frauen in der ganzen westdeutschen Bundesrepublik.

1961 wurden mehrere Altenpflegeschulen gegründet mit dem Ziel, Frauen des mittleren Lebensalters, die mit Aufgaben in der Familie nicht mehr ausgelastet waren, und jungen Menschen, die über keine abgeschlossene Berufsausbildung verfügten, für den Pflegeberuf auszubilden.[45] Heute lassen sich in einem ein- bis dreijährigen Ausbildungsgang hauptsächlich nur noch junge Menschen zum Altenpfleger ausbilden - allerdings zeigt sich, daß viele wegen Überforderung nach dem Abschluß nicht mehr in der Altenhilfe tätig sein wollen.


**Die Entwicklung von Pflegekriterien**


*Ende der fünfziger Jahre*[46] machte sich der allgemeine wirtschaftliche Aufschwung bemerkbar, d.h. eine Mindestflächengröße von neun Quadratmetern für einen WohnSchlafraum galt als Norm. Bewohner von Einzelzimmern zeigten sich häufiger zufrieden als jene im Mehrbettzimmer. Diese Größe wurde zur Forderung erhoben, nachdem Ende der fünfziger Jahre die Staatszuschüsse zum Bau von Altenheimen zu fließen begannen. Nicht der Zuschüsse, sondern des dringenden Bedarfs wegen setzte in den folgenden Jahren ein Boom von Neubauten mit 100 - 150 Betten ein. Erste Pflegeheime und Pflegeabteilungen in den Altenheimen entstanden, teilweise waren Altenwohnungen mit im Betreuungsangebot.

Die Zahl der Plätze in Alteneinrichtungen hatte sich 1960 gegenüber 1937 auf rund 200.000 verdoppelt.

Der pflegebedürftige "Patient" als "Behandlungsfall" verbrachte in den *sechziger bis siebziger Jahren*[47] den letzten Lebensabschnitt in einem Zwei- bis Dreibettzimmer in einem weißen Pflegebett, daneben ein ausgedienter weißer Nachttisch, und in weißer Bettwäsche, mit einem weißen Flügelhemd bekleidet. Oft durchzog ein durchdringender Uringeruch das Pflegeheim, in dem Pflegemittel knapp waren und die Bettlägerigkeit alter pflegebedürftiger Menschen normal. Kontrakturen, Dekubitalgeschwüre u.a. nahm man als schicksalhaft an und behandelte sie entsprechend. Für die Zeit um 1970 dominierte die "Philosophie der Verwahrung" und der damit auch institutionsbedingte geistige Abbau im Alter. Altern und Alter waren verbunden mit der Akzeptanz des körperlichen Abbaus, dem Verlust von geistig-seelischen Fähigkeiten, einem schicksalhaften Zunehmen von Gebrechlichkeit, Isolierung, Hilfsbedürftigkeit, Starrheit und Unzurechnungsfähigkeit.

Ende der sechziger Jahre wurde aufgrund der zunehmend sich veränderten Bewohnerstruktur die Meinung vertreten, daß alle Altenheime eine Pflegestation haben sollten, in die die "Heiminsassen" vorübergehend oder dauernd verlegt werden konnten. Überlegungen zum mehrgliedrigen Heim wurden erhoben. In den folgenden Jahren verstärkte sich zunehmend die Abgrenzung der Altenpflege von der Krankenpflege.

Ende der sechziger und *während der siebziger Jahre*[48] wurden Maßnahmen ergriffen, die die Pflege bettlägeriger Menschen erleichtern sollten. Erkenntnisse der Geriatrie trugen wesentlich dazu bei, daß nun das Krankenhaus Leitbild für das Pflegeheim wurde. Die räumliche und betriebliche Organisation wurde entsprechen umorganisiert, denn eine rationelle, intensive Pflege und Rehabilitation sollte ermöglicht werden. Die räumliche Anordnung war entsprechend stereotyp, die Sanitärausstattung hatte sich nicht verändert. Vereinzelt wurden Ende der sechziger Jahre die ersten Sanitärzellen, zunächst für zwei nebeneinanderliegende Zimmer gemeinsam, eingebaut, was sich in der Praxis als äußerst ungünstig erwies.

Mit großem Kostenaufwand entstand in zahlreichen Heimen in dieser Zeit ein entsprechendes Angebot an zentralen, meist im Untergeschoß liegenden Therapieeinrichtungen mit einem besonderen Schwerpunkt auf der Hydrotherapie. Nicht selten wurden dabei Patienteninteressen, -motivation und -bedürfnisse nur unzureichend berücksichtigt. Die Folge war, daß die Angebote weitgehend ungenutzt blieben. Die Finanzierung von Neubauten war in diesen Jahren verhältnismäßig leicht. Das größte Problem in dieser Zeit war jedoch der Schwesternmangel. Man hörte von neugebauten Häusern, die wegen Personalmangels nicht belegt werden konnten. Aufgrund der großen Nachfrage wurden die Heime der siebziger Jahre als mehrgliedrige Heime (Wohn-, Alten- und Pflegeheim) in einer Größenordnung zwischen 100 - 230 Heimplätzen gebaut. Wegen der umfassenderen Pflegebedürftigkeit stieg der Personalbedarf weiter. Um dem Bedarf an Fachkräften entgegenzukommen, wurden bundesweit erstmals zwei karitative Altenpflegeschulen im Freiburger Raum errichtet.

In den *achtziger Jahren*[49] veränderten neue Ideen die Pflegesituation: Die Pflegeabteilungen und die Zimmer der Bewohner wurden nun gemütlicher gestaltet. Vertraute Bilder erinnern heute an alte Zeiten, zeigen den alten Menschen erstaunlich jung. Zumindest ein eigenes Möbelstück hat der Bewohner in seinem Zimmer stehen, das Flügelhemd hat ausgedient, und der alte Mensch trägt eigene Nachtbekleidung. Die Gefahren der ständigen Bettlägerigkeit werden als gefährliche Pflege, d.h. als antirehabilitativ, erkannt. Auch schwerpflegebedürftige Bewohner sitzen angekleidet und mit ordentlicher, individueller Frisur im Rollstuhl außerhalb des Zimmers. Zunehmend sieht man alte, gehbehinderte Menschen mit Hilfe eines Gehwagens sich selbständig im Flur, im Aufenthaltsraum, in der Cafeteria o.ä. bewegen. Neben den Angehörigen, dem Arzt und dem Pfarrer kommen auch die Krankengymnastin, die Ergotherapeutin und die Logopädin ins Heim. Der Friseur hat seinen kleinen Friseursalon einmal wöchentlich im Heim geöffnet, und die Fußpflegerin kommt regelmäßig. Eine neue Sichtweise bestimmt das Leben im Pflegeheim. Der alte Mensch ist mehr als die Summe seines Alters, seiner Gebrechen und Krankheiten, er ist ein Mensch, der in all den Lebensjahren mehr oder weniger gut sein Leben leben konnte und durch vielerlei Erfahrungen geprägt ist. Er wird mit hoher Wahrscheinlichkeit - und das darf in den letzten Jahren auch ausgesprochen werden - seine letzte Lebenszeit in diesem Altenpflegeheim verbringen ...

In der dritten Generation von Altenpflegeheimen wird mehr und mehr durch die jetzt ganzheitliche Sicht des Menschen versucht, pflegen und wohnen sinnvoll miteinander zu verknüpfen.

Die Nachfrage und der Bedarf an Einzelzimmern ist groß. Der individuelle Wohn- und Schlafbereich und die zum Zimmer gehörende Naßzelle mit Dusche und WC gehören zum Standard von Neubauten. Zu den Pflegebereichen gehörende altengerechte wohnliche Gemeinschaftsräume werden als wichtig erkannt. Bewohnernahe Aktivitätseinrichtungen sind nicht nur wegen der Nähe zur vertrauten Umgebung, sondern auch wegen des hohen Zeitaufwandes für das Pflegepersonal, das die überwiegende Zahl der Bewohner dorthin begleiten muß, notwendig.

Die Altenpflegeheime heute wollen "offene" und deshalb "bürgernahe" Häuser sein. Gemeinsame Gottesdienste mit den Nachbarn im Wohngebiet, die Organisation von im Heim stattfindenden Veranstaltungen etc. zeigen dies immer wieder.

Das Bemühen, dem Leben nicht nur Jahre, sondern der verbleibenden Lebenszeit Lebensqualität zu geben, kommt auf vielfältige Art zum Ausdruck, nicht zuletzt auch durch das bei Bauherren und Architekten vorhandene Menschenbild vom Alter, das sich in der Architektur und baulichen Ausgestaltung niederschlägt.[50]

Erst 1970 wurde in Baden-Württemberg die Ausbildung zur Altenpflege staatlich geregelt und anerkannt. Die Ausbildung dauerte zunächst ein, dann zwei Jahre. 1990 mußten letztmalig zweijährige Ausbildungen durchgeführt werden, denn die Ausbildungszeit wurde auf drei Jahre ausgedehnt. Im Lehrinhalt orientiert sich die Ausbildung an den Bedürfnissen alter Menschen und enthält deshalb neben dem medizinpflegerischen zur Hälfte sozialpflegerischen Lernstoff. Trotz des steten Mangels an Fachkräften in der Altenpflege wurde in Baden-Württemberg die Schulgeldfreiheit erst 1988 eingeführt.

# Der Forschungsprozeß

In diesem übergeordneten Kapitel stelle ich die von mir gewählten Methoden und den Verlauf des Forschungsprozesses dar. Dem von mir entwickelten Gesprächsleitfaden folgt die Vorstellung des Gesprächsverlaufs mit einer kurzen Übersicht der besuchten Einrichtungen.

## Begründung der Methodenwahl und Verlauf des Forschungsprozesses

Ich habe mich der Interaktionstheorie bedient, die auch als symbolischer Interaktionismus bezeichnet wird. Da sich der symbolische Interaktionismus vornehmlich mit dem Problem der Identitätsfindung im Rahmen der Sozialisation beschäftigt, wird Sozialisation grundsätzlich als ein Vorgang des Aufbaus von Identität in der Interaktion mit anderen beschrieben. Besondere Relevanz kommt hierbei den in der Interaktion vermittelten Bedeutungen zu, welche durch entsprechende Symbole übertragen werden und stark subjektiv gefärbt sind, d.h., ihre Interpretation ist von Motiven, Einstellungen und Erwartungen abhängig. Dieser sozialpsychologische Forschungsansatz geht auf G.H. Mead zurück und war in einer Methodenreflexion vor allem von Herbert Blumer in direkter und indirekter Auseinandersetzung mit dem strukturellen Funktionalismus angestrebt worden. Nach Blumer läßt sich gesellschaftliche Interaktion demnach durch drei Überein-stimmungen charakterisieren:[51]
- die Übereinstimmung von Wertorientierung und Bedürfnisdispositionen,
- die Übereinstimmung von Rollenerwartung und Rollenhandeln,
- die Übereinstimmung von geltenden Normen und Verhaltenskontrollen.

In Abschätzung meiner Fragestellung in bezug auf diesen sozialen Komplex fand ich die von Blumer vorgestellte Methode als eine Zugangsweise für meine Untersuchungen. Da mir für die Bearbeitung dieses Bereichs dieser methologische Standort am besten gefallen hat, bediente ich mich bei den nachfolgenden Ausführungen der Ergebnisse Blumers.

Um den Alltag des Menschen, in meiner Studie des pflegenden Menschen, zu erklären, ist es wichtig, ihn erst einmal kennenzulernen, um dann in einem weiteren Schritt Aussagen über ihn zu machen. Und das kann, wie Blumer in Widerspruch zu anderen gängigen wissenschaftlichen Vorstellungen zu bedenken gibt, nicht durch die alleinige Überprüfung von Hypothesen[52] geschehen, selbst wenn dies sehr gewissenhaft gemacht wird, weil der Entwurf[53], also das theoretische Modell, auf dem die Hypothesen beruhen, damit noch längst nicht überprüft wird.[54]

Auch andere gebräuchliche Mittel der sozialpsychologischen Forschung kritisiert Blumer, z.B. das Festhalten an einem wissenschaftlichen Programm, die Durchführung einer Wiederholungsuntersuchung und die Anwendung von operationalen Verfahren, weil sie "den von einer unverfälschten empirischen Sozialwissenschaft geforderten Nachweis empirischer Gültigkeit nicht erbringen können. Sie geben keine Sicherheit dafür, daß Prämissen, Probleme, Daten, Beziehungen, Konzeptionen und Interpretationen empirisch gültig sind."[55] Der einzige Weg, diese Sicherheit zu erlangen, besteht darin, "direkt in die soziale Welt zu gehen."[56] Für mich bedeutete das, daß ich diese Welt der Pflegebedürftigen und der Pflegenden erst einmal kennenlernen muß, um Aussagen über das Leben von Pflegebedürftigen und Pflegenden, worum es mir in dieser Arbeit ja gehen soll, machen zu können.

Die Position des Forschers - in der Interpretation von Blumer - ist die, daß er keine unmittelbare Kenntnis des für ihn zu erforschenden Bereichs hat. "Er ist selten Teilnehmer und gewöhnlich nicht in engem Kontakt mit den Handlungen und Erfahrungen der Leute, die in diesen Bereich einbezogen sind."[57]

Diese Methode soll dem Forscher also ein Erkenntnisinstrument anbieten, mit dessen Hilfe die reale empirische Sozialwelt durchdrungen werden kann, wobei die Mittel unterschiedlich sein können, wenn sie nur der Situation adäquat sind.[58]

Von Anfang an war es klar für mich, daß ich für meine Arbeit aufgrund der im vorhinein angestellten Überlegungen ein "Offenes Verfahren"[59] wählen wollte. Deshalb habe ich mich für ein sogenanntes teilstandardisiertes Interview mit vorstrukturierten Fragen entschieden. Ein Interview ist eine Kommunikation im Sinne einer sozialen Interaktion und läuft nach deren Regeln ab, wobei das Interview nicht für sich zu sehen ist, sondern als Handeln[60] zweier oder mehrerer Personen. Diese Handlungen sind nicht voneinander isoliert, "vielmehr sind Handlungen aufeinander bezogen, insofern der eine Handelnde auf den anderen 'antwortet' und zugleich auch die Handlungen des anderen antizipiert ... So ist jede einzelne und besondere Handlung ein Teil eines Prozesses der Interaktion, in den verschiedene Handelnde einbezogen sind, die jeweils auf die Handlungen der anderen antworten."[61] Auch von Kohli wird dies unterstützt: "Das Forschungsinterview ist eine besondere Art menschlicher Kommunikation ... In den gängigen 'Kunstlehren' der Befragung wird im Prinzip anerkannt, daß es sich beim Interview um eine soziale Interaktion handelt, die unter besonderen Bedingungen abläuft. Diese Bedingungen werden als Störfaktoren behandelt, die den freien Zugang zum Befragten verhindern."[62]

Mir scheint, daß gerade diese Bedingungen der Rahmen und die Einbettung eines teilstandardisierten Interviews sind und Aussagen der Interviewpartner jeweils individuell unterschiedlich nur auf ihrer Basis beurteilt und bewertet werden können.

Für die Durchführung stellte ich mir vor, aufgrund eines Gesprächsleitfadens Gespräche mit den Pflegebedürftigen und den Pflegenden zu führen. Während ich auf das Gespräch mit den Pflegebedürftigen selbst nach vier Probegesprächen dann ganz verzichtet habe,[63] wurden die Gespräche mit den Pflegepersonen zwar von mir gelenkt und geführt, wobei ich mich aber sehr stark an den Wünschen und Bedürfnissen meiner Gesprächspartner, welche während der Gespräche aufkamen, orientierte.[64]

**Umfang der Untersuchung und Gesprächsleitfaden**

Die Gespräche in den 30 Einrichtungen fanden von Juli 1986 bis November 1989 statt - vorwiegend in Einrichtungen der Altenhilfe in Baden-Württemberg:

27 % der Institutionen waren in katholischer Trägerschaft,

17 % in evangelischer,

10 % in freier und

10 % in Trägerschaft des Landes.

  6 % waren dem Deutschen Paritätischen Wohlfahrtsverband,

3 % der Arbeiterwohlfahrt und

27 % den Kommunen oder Kreisen zugehörend.

Die Gespräche mit 18 Angehörigen fanden in zwei "Gesprächskreisen mit pflegenden Angehörigen" in Pforzheim statt. In Begleitung einer Sozialarbeiterin der Offenen Altenhilfe hatte ich ferner Gelegenheit, im Rahmen der Angehörigenbetreuung
acht Frauen in der Region Nordschwarzwald, die einen alten Menschen zuhause
pflegen, in deren Wohnungen zu interviewen. Ein von mir besuchtes Pflegeheim
erklärte sich bereit, mich mit neun Angehörigen von Heimbewohnern zu Intervie-
wzwecken bekanntzumachen.

In den verschiedenen Einrichtungen hatte ich Gelegenheit, mit insgesamt 30 Heimleitern, 56 Pflegepersonen, vier Pflegebedürftigen und den og. 35 Angehörigen zu
sprechen.

Von jedem Gespräch bzw. Besuch wurde ein Kurzprotokoll erstellt.

Die Befragungen bezogen sich im Rahmen eines teilstandardisierten Interviews auf
folgendes:

   a)  bei Familienbesuchen:

      1.  Familienstruktur

      2.  Wohnsituation

      3.  Pflegeperson

      4.  Pflegeaufwand

      5.  Tagesablauf

      6.  Ärztliche Versorgung

      7.  Sonstige Hilfen

      8.  Besonderheiten

   b)  bei Heimbesuchen:

      1.  Bezeichnung der Einrichtung

      2.  Träger der Einrichtung

      3.  Personenkreise, die in der Einrichtung betreut werden

      4.  Einzugsgebiet der Einrichtung

      5.  Kapazität und Pflegesatz der Einrichtung sowie Zimmerbelegung

6. Personalschlüssel:
   - Wieviele Fach- und Hilfskräfte sind beschäftigt?
   - Welche Berufe haben die Fachkräfte?
   - Wie ist die Nachtbetreuung gewährleistet?
   - Zu welchen Tätigkeiten werden Auszubildende herangezogen?
   - Wie teilen sich die Schichten auf?
7. Tagesablauf:
   - Pflegezeiten
   - Mahlzeiten
   - Therapiezeiten
   - Sonstiges
8. Ärztliche Versorgung
9. Funktion und Ausbildung des Heimleiters
10. Besonderheiten

Der Verlauf der Interviews, die zwischen zwei und vier Stunden dauerten, war in jedem Fall abhängig von verschiedenen Einflüssen, die einmal auf der emotionalen Ebene lagen, zum anderen durch äußere Umstände ausgelöst wurden. Jeder Interviewpartner war mir fremd.


**Vorstellung des Gesprächsverlaufs**


In allen Einrichtungen durfte ich Gespräche mit der Heimleitung führen und das Haus besichtigen. Meine Eindrücke habe ich im Hauptteil dieser Arbeit ausführlich beschrieben und zur räumlichen Gestaltung Verbesserungsvorschläge erarbeitet.

Der Tagesablauf sah in sämtlichen Einrichtungen so oder ähnlich aus:

6.30 h - 8.00 h    Wecken und Waschen
8.00 h - 8.30 h    Frühstück
8.30 h - 8.50 h    Dienstpause des Personals

| | |
|---|---|
| 8.50 h - 11.00 h | Betten machen, Reinigungsarbeiten, 14-tägig baden, Medizin für den ganzen Tag richten, Arztbesuch, Beschäftigungstherapie |
| 11.00 h - 12.30 h | Mittagessen, Bewohner zur Toilette und zur Mittagsruhe bringen |
| 12.30 h - 13.00 h | Dienstpause des Personals / Schichtwechsel |
| 13.00 h - 13.30 h | Bewohner erneut zur Toilette bringen, Kaffeestunde für die Bewohner |
| 13.30 h - 16.00 h | Wäsche versorgen, Bewohner baden, Beschäftigungstherapie, Bewohner zur Toilette bringen |
| 16.00 h - 16.30 h | Dienstpause des Personals |
| 17.00 h - 17.30 h | Abendessen |
| 17.30 h - 20.30 h | Bewohner für die Nacht vorbereiten und zu Bett bringen |

Während es in den Einrichtungen klar umrissene Tagesabläufe gab, waren in den Familien zwar auch festgelegte Tagesfixpunkte, wie z.B. der Besuch der Diakonieschwester oder die Essenszeiten, vorzufinden, doch gestaltete sich der Tagesrhythmus für den Pflegebedürftigen und die Pflegeperson ansonsten weniger starr. Hinsichtlich der hygienischen Versorgung erhielt ich keinen Einblick.

Nach jedem Gespräch und nach jeder Besichtigung notierte ich mir positive und negative Beobachtungen und tauschte diese mit der Arbeitsgruppe aus. Leider gab es kaum Positives zu beobachten, so daß ich viele negative Eindrücke vermerken mußte:

- kaum Beschäftigung mit dem Bewohner bzw. eine Beschäftigungstherapeutin für über 80 Bewohner,
- kaum Auslaufmöglichkeiten für den Bewohner,
- ungeduldiger, kindgemäßer Umgang mit dem Bewohner,
- häufig süße Mahlzeiten (trotz Diabetes),
- rasches "Essenhineinstopfen",
- Bewohner erhalten Mahlzeiten auf dem Nachtstuhl,
- Lätzchen statt Servietten,

32

- keine Mahlzeit zwischen 17.30 h und 8.00 h,
- lange, breite Flure (oft abgeschlossen),
- Betten werden nicht gelüftet, sondern gleich zurechtgemacht,
- Gemeinschaftsduschen und -WC,
- das Personal trägt weiße Kleidung wie im Krankenhaus,
- vorwiegend junges Pflegepersonal mit wenig Lebenserfahrung und Verständnis für die alten Menschen,
- wenig Atmosphäre in den Räumen,
- Einheitsmöbel, wenig Platz für persönliche Dinge,
- Zwei- bis Sechsbettzimmer, kaum Einzelzimmer,
- Verwendung von Begriffen wie "Oma", Vorname des Pflegebedürftigen, Anrede mit "Du".

Obwohl die negativen Beobachtungen bei weitem die positiven übertrafen, lernte ich doch auch Pflegepersonen in den Heimen, in der Tagespflege und in den Familien kennen, die liebevoll und geduldig mit den Pflegebedürftigen umgingen, die versuchten, Atmosphäre in die Wohngruppen bzw. Wohnungen zu bringen und die sich über ihren Arbeitsaufwand hinaus für das Wohlergehen des Pflegebedürftigen engagierten.

Die Bedürfnisse der Heimbewohner formulierten Bedürfnisse habe ich eigenständig in Anlehnung an das von A.H. Maslow vorgegebene Stufenschema entwickelt und auf der Basis von Gesprächen mit Angehörigen und Pflegepersonen artikuliert.

# Die Pflege in der Familie

Die Ergebnisse dieses Abschnitts resultieren aus praktischen Untersuchungen mittels meiner Gespräche, Befragungen und Beobachtungen. Außerdem nahm ich regelmäßig ein Jahr lang an einem Gesprächskreis für pflegende Angehörige in der Region Pforzheim teil, der sich einmal pro Monat traf.

## Die Problematik familiärer Pflege

*PFLEGENDE ANGEHÖRIGE NEHMEN ENORME BELASTUNGEN AUF SICH UND ERREICHEN TROTZDEM KEINE OPTIMALE VERSORGUNG !*

Die Pflege und Versorgung dementer alter Menschen bedeutet in jedem Fall eine Belastung für die Familie, wobei die Belastung unterschiedlich stark empfunden werden kann. Dies ist zum einen von der Belastbarkeit der Pflegeperson abhängig, zum anderen aber auch von der Geschichte der Beziehung zwischen dem Pflegenden und dem Hilfebedürftigen.

Selten ist die psychische Belastung so groß wie bei der Pflege von gerontopsychiatrisch Erkrankten. Aus der Fülle der Faktoren, die diese Belastung ausmachen, können die folgenden als wesentlich genannt werden:

- Da man den Verwirrten meist nicht mehr unbesorgt alleine lassen kann, ist ständig Präsenz erforderlich. Oft kommt noch nächtliche Unruhe hinzu, so daß die Pflegenden einen 24-Stunden-Tag haben - ohne Aussicht auf Besserung.

- Die ständige Präsenzpflicht führt unweigerlich zur Isolation. Außenkontakte nehmen mehr und mehr ab, und das Gefühl, mit der Pflege alleingelassen zu sein, verstärkt sich. Gleichzeitig fehlen der Pflegeperson die Freiräume, eigenen Bedürfnissen nachkommen zu können. Der ganze Tagesablauf ist auf die Belange des Hilfebedürftigen ausgerichtet. Es bleibt kaum Zeit, neue Kraft zu schöpfen.

- Besonders schwer zu verkraften sind Persönlichkeitsveränderungen beim Dementen. Es ist diffizil, mit einem Menschen umzugehen, der sich in seinem Wesen verändert hat. Sehr schwierig gestaltet sich die Pflege, wenn der Kranke
  dem Pflegenden gegenüber Aggressionen zeigt. Zudem ist es schwierig, mit
  dem Realitätsverlust, den Beschuldigungen des Kranken und mit dem Nichter-
  kanntwerden durch den Kranken zurechtzukommen. Er ist nicht mehr in der
  Lage, Anerkennung für die Pflege auszusprechen oder Dankbarkeit zu zeigen.
- Für den Pflegenden kommen oft noch Gefühle von Ekel hinzu, z.B. bei Kot-
  schmierereien.
- Fehlende finanzielle Mittel und beengte räumliche Verhältnisse verstärken noch
  zusätzlich die psychischen und physischen Kräfte der Pflegepersonen.

Aus dieser hohen Belastung heraus ergibt sich in vielen Fällen eine Überforderung
der Pflegeperson. Pflegende Angehörige stehen permanent im Spannungsfeld zwischen eigenen Bedürfnissen, Anforderungen von Ehepartnern und / oder Familie und
dem Hilfebedürftigen. Diese Überlastung kann bei der Pflegeperson verschiedene
Reaktionen auslösen, z.B. eigene psychosomatische Erkrankungen, Gefühle von
Unsicherheit, Gefühle von Hilflosigkeit und Ängste, Scham über die psychischen
Veränderungen des Kranken oder Aggressionen und Gewalt gegenüber dem Hilfebedürftigen mit einhergehenden Schuldgefühlen.

Diese familiäre Situation läßt der Pflegeperson aus zeitlichen und psychischen Gründen kaum eine Möglichkeit, sich neben der rein physischen Versorgung auch noch
intensiv mit dem Hilfebedürftigen zu befassen. Es ist kaum möglich, ihn zu animie-
ren oder ihm Bewegungsmöglichkeiten zu geben.

So ist trotz der vielen Belastungen, die die Pflegenden auf sich nehmen, oft keine
optimale Versorgung des Verwirrten gegeben.

## IST DIE PFLEGE IN DER FAMILIE EINE BEDÜRFNISGERECHTE VERSORGUNG?

Die familiäre Atmosphäre kann viele positive Aspekte für den Verwirrten beinhalten. So erleichtert ihm die vertraute Umgebung die Orientierung, und es ist ständig eine Bezugsperson für ihn da. Aufgrund der persönlichen Beziehung ist individuelle Betreuung und Ansprache möglich. Der Verwirrte ist in das Familienleben integriert und kann so noch Anregungen erfahren.

Die Qualität dieser familiären Situation wird jedoch wesentlich durch die Überforderung der Pflegenden sowie den Grad und die Art der Verwirrtheit determiniert. Oft mangelt es dem Pflegenden einfach an der Zeit, neben dem Haushalt und sonstigen familiären Verpflichtungen den Verwirrten intensiv zu betreuen, und es bleibt bei einer rein pflegerischen Versorgung. Der Verwirrte erfährt kaum die für ihn notwendige Ansprache und Aktivierung und seinem Bewegungsdrang und seiner Unruhe muß mit Fixierungen begegnet werden, die die Unruhe nur noch extendieren.

Aufgrund von Fehlinterpretationen der realen Welt und Verständigungsschwierigkeiten entwickelt der Kranke oft massive Ängste und Unsicherheiten und zeigt in deren Folge aggressives Verhalten oder Apathie. Symptome wie Antriebsschwäche, Stereotypien, Unruhe, Aggressionen, Beschuldigungen u.ä. werden für den Pflegenden dann zum Problem. Die psychischen Veränderungen des Kranken überfordern ihn und führen zu familiären Spannungen oder gar zur Gewalt gegen den Hilfebedürftigen wie z.B. Anschreien, Schlagen, Einschließen.

Alltägliche Erfahrungen zeigen, daß die Pflegenden nur bis zu einem bestimmten Grad der Verwirrtheit und Belastung den Bedürfnissen des Kranken nachkommen können.

## WAS SPRICHT FÜR DIE FAMILIÄRE VERSORGUNG - WAS FÜR DIE STATIONÄRE UNTERBRINGUNG ?

Diese Frage kann nicht pauschal entschieden werden. Es sind immer die besonderen Ausprägungen des jeweiligen Einzelfalls zugrundezulegen. So ist die Entscheidung für die familiäre Pflege einerseits von der Art der Demenz des Hilfebedürftigen und andererseits von den Möglichkeiten der betroffenen Familie determiniert. Z.B. ist die Pflege in der Familie bei aggressiv Verwirrten ungleich diffiziler als bei Dementen, deren Verhalten als eher liebenswert einzustufen ist. Auch Faktoren wie Wohnverhältnisse, psychische Belastbarkeit des Pflegenden, Mehrfachbelastung durch Haushalt, Kinder und/oder Beruf haben einen evidenten Einfluß darauf, ob die Pflege in der Familie durchgeführt werden sollte oder nicht.

Ungeachtet der fallspezifischen Verhältnisse beinhalten diese beiden diversen Formen der Versorgung dementiell Erkrankter Vor- und Nachteile, die im folgenden stichpunktartig genannt werden sollen:

a) Versorgung in der Familie

positiv: - die gewohnte Umgebung und ein vertrauter Tagesrhythmus sind Orientierungshilfen für den Kranken,

- das "Zuhause" und die Intimität geben Vertrautheit und Wärme,

- die Integration ins Familienleben bedeutet Anregung und Ansprache,

- eine individuelle Einzelbetreuung ist möglich

negativ: - der Kranke ist abhängig vom Wohlwollen der Familie,

- aufgrund familiärer und/oder beruflicher Verpflichtungen bleibt der Pflegeperson nicht genügend Zeit, sich intensiv dem Kranken zu widmen,

- es gibt kaum Aktivierung und Anregung und im Extremfall Sedierung durch Medikamente,

- Bewegungsmangel,

- ggf. erfolgen Aggressionen gegen den Hilfebedürftigen aufgrund permanenter Überforderung der Pflegeperson, der Kranke ist familiären Spannungen hilflos ausgeliefert.

b) Versorgung in einem gut geführten Heim

positiv: - größere Bewegungsfreiheit,
- mehr Möglichkeiten der Anregung und Abwechslung,
- größere Reaktivierungschancen,
- die Anzahl möglicher Bezugspersonen ist höher,
- bessere medizinische Versorgung und Überwachung,
- mehr soziale Kontakte sind möglich ,
- die Mitarbeiter des Heims begegnen dem Kranken ohne Vorgeschichte und sind nicht rund um die Uhr im Einsatz, so daß sie emotional stabiler und toleranter sein können.

negativ: - Herauslösung aus dem bisherigen Lebensbezug mit der Folge von Statusverlust und Entwurzelung,
- bei personeller Unterbesetzung Mangel an Zeit für intensives Eingehen auf persönliche Belange des Einzelnen und
- evtl. finanzielle Probleme durch hohe Unterbringungskosten.

Die familiäre Pflege wird oft als die optimale Lösung für den Hilfebedürftigen dargestellt. Das ist aber nur dann der Fall, wenn die Situation für den Pflegenden und den Hilfebedürftigen auf Dauer befriedigend tragbar ist. Eine Heimunterbringung sollte dann angestrebt werden, wenn familiäre Spannungen durch die belastende Situation der Pflege unerträglich und unlösbar werden, wenn Ehen zu scheitern drohen oder die Gesundheit der Pflegeperson gefährdet ist. Leider wird in manchen Fällen aus finanziellen Gründen von einer Heimunterbringung abgesehen, obwohl der Kranke in der Familie nicht ausreichend versorgt wird und im Extremfall sogar psychischen und physischen Gewalttätigkeiten ausgesetzt ist.

## Hilfen zur Entlastung

*Wie können die pflegenden Familien und ihre verwirrten Angehörigen in ihrer besonderen Situation begleitet und entlastet werden?*

Gerade Familien, die ihre dementen Angehörigen versorgen und betreuen, sind häufig mit dieser Aufgabe alleingelassen. Während von Familien mit pflegebedürftigen verwirrten Senilen in der Regel die zuständige Gemeindeschwester in Anspruch genommen wird, sind insbesondere Familien, die ihre verwirrten rüstigen Angehörigen betreuen, meistens ganz auf sich allein gestellt, weil die sonst üblichen Maßnahmen der Gemeindeschwester wie Spritzen, Baden, Verbände anlegen u.ä. hier nicht notwendig sind.

Aus den verschiedensten Gründen ist es sehr problematisch, diesen Personenkreis überhaupt zu erreichen. Oft können sich die Angehörigen nicht vorstellen, daß es und welche Hilfen es zu ihrer Entlastung geben könnte. Um diese Gruppe der Pflegenden ansprechen zu können, ist eine explizite Öffentlichkeitsarbeit vonnöten, die auf bestehende Hilfsangebote und kompetente Ansprechpartner aufmerksam macht. Allerdings führt nur allein das Wissen um einen Hilfsdienst nicht automatisch zur Inanspruchnahme desselben. Oftmals scheuen sich die Pflegenden davor, "Fremden" Einblick in ihre besondere Situation zu gewähren; niemand soll den Verwirrten in seinem Zustand sehen.

*Hilfe ist dringend erforderlich - aber welche ist geeignet?*

Innerhalb der Altenhilfe ist die Problematik der pflegenden Familien ein relativ neues Feld. Speziell die Situation bei familiärer Pflege von Dementen wurde bislang nicht gesehen. So bieten die vorhandenen Dienste der Altenhilfe nur in geringem Maße Entlastung und Unterstützung für Pflegende.

Vor dem Hintergrund der Zunahme pflegebedürftiger Menschen und der Tatsache, daß die Pflegedauer inzwischen nicht selten zehn und mehr Jahre beträgt und immer weniger Angehörige für eine Pflege in Frage kommen, wird es dringend erforderlich, alle Anstrengungen auf den Ausbau begleitender, unterstützender und entlastender Dienste zu richten. In diesem neuen Bereich müssen sicher noch viele Erfahrungen gesammelt und Hilfen entwickelt werden, stets mit dem Ziel, die Pflegefähigkeit und -bereitschaft der Angehörigen zu erhalten und zu stärken.

## *BERATUNG UND BEGLEITUNG DER PFLEGENDEN ANGEHÖRIGEN*

Die häusliche Pflege eines Angehörigen ist meistens sehr kräfteraubend und emotional stark belastend. Pflegende Angehörige stehen in der Gefahr, sich zu überfordern, zu isolieren und selbst krank zu werden. Für sie ist es wichtig zu wissen, daß sie mit ihren Schwierigkeiten nicht alleine stehen; sie brauchen einen Ansprechpartner für ihre vielfältigen Probleme und Sorgen. Hier kommt dem Sozialarbeiter/Sozialpädagogen eine relevante Rolle und Funktion zu.

Ein essentielles Element dieser Aufgabe ist die Kontaktaufnahme zu den betroffenen Familien. Ein wesentlicher Vertrauensbonus stellt sich ein, wenn Pflegende durch Vertrauenspersonen (z.B. den Arzt) von dem Angebot der Beratung und Begleitung erfahren. Aus diesem Grunde ist ein kooperatives Arbeiten von Ärzten, Sozialdiensten der Krankenhäuser, von Gemeindeschwestern und Pfarrämtern u.ä. notwendig. Es ist wichtig, daß der Sozialarbeiter/Sozialpädagoge und seine Aufgabe bei vielen bekannt sind. So kann "Mißtrauen" abgebaut und ein Erstkontakt ermöglicht und erleichtert werden. Da die Pflegesituation die Familien oft ohne entsprechende Vorbereitung trifft, ist gerade am Anfang eine Beratung vonnöten, um adäquate Weichen für die Qualität der Familienpflege stellen zu können. Fragen nach finanziellen Unterstützungsmöglichkeiten, Pflegehilfsmitteln und personellen Hilfen sind zu klären und entsprechende Dienste zu vermitteln. Oft schließt sich dieser Erstberatung ein persönliches Gespräch an, worin deutlich wird, ob ggf. eine regelmäßige Begleitung erforderlich sein wird.

Hierbei ist ein wichtiger Grundsatz zu beachten: Es soll niemand zur familiärer Pflege gedrängt werden, der nicht grundsätzlich dazu bereit ist. Die Beziehung zwischen dem Pflegenden und dem Hilfebedürftigen hat einen enormen Einfluß darauf, wie die

Pflegesituation verkraftet wird. Der pflegende Angehörige braucht regelmäßige Gespräche, in denen er sich über die Beziehung zum Pflegebedürftigen, über seine Ängste und Schuldgefühle klar werden kann.

Besonders schwer und belastend werden geistige und seelische Veränderungen beim Pflegebedürftigen empfunden; der Pflegende braucht hier Informationen über auftretende psychische Veränderungen und die Unterstützung in besonders diffizilen Situationen (z.B. bei Kotschmiereien, Beschimpfungen, Weglauftendenzen etc.).

Auch bei der Aufarbeitung von Trauer ist eine intensive Begleitung notwendig und darf nach dem Tode des Angehörigen nicht abrupt aufhören. Gerade Angehörige von Sterbenden brauchen permanente Zuwendung, denn der Übergang von der gewesenen maximalen Beanspruchung zu einer mehr oder minder großen Leere ist schwer. Soziale Beziehungen müssen neu belebt, neue Lebensaufgaben gefunden und die Trauer durch persönliche Aussprachen verarbeitet werden. Diese begleitenden Gespräche erfordern viel Geduld und Einfühlungsvermögen und sind sehr zeitintensiv. Der Pflegende muß über seine Situation sprechen und gemeinsam mit dem Sozialarbeiter/Sozialpädagogen nach Lösungen sowie Möglichkeiten der Entlastung und Verbesserung suchen können. Je nach Einzelfall muß entschieden werden, welche der vorhandenen Hilfen tatsächlich entlastend auf die familiäre Situation wirken kann.

*GESPRÄCHE FÜR PFLEGENDE*

Die Initiierung von Gesprächskreisen gehört mit zu den wichtigsten Aufgaben des Sozialarbeiters/Sozialpädagogen. Er kann die Betroffenen aufgrund seiner persönlichen Kontakte direkt zur Teilnahme motivieren. Regelmäßige monatliche Treffen bedeuten für die pflegenden Angehörigen eine wertvolle Hilfe, denn nur im Kreis von "Schicksalsgefährten" ist eine offene und rückhaltlose Aussprache, ein Abladen von Ängsten, Konflikten und Sorgen möglich. Voraussetzung hierfür ist sicherlich eine affektive und zugleich emotional befriedigende Atmosphäre, weshalb eine Gruppenstärke von acht - allerhöchstens von zehn - Teilnehmern nicht überschritten werden sollte. Den Angehörigen wird hier Gelegenheit gegeben, durch den Austausch alternative Umgangsformen mit den schwierigen senilen Menschen zu finden, eine größere emotionale Distanz zu ihm zu entwickeln, die wiederum mehr Gelassenheit und eine angemessene Berücksichtigung eigener Bedürfnisse ermöglicht, sowie Bedingungen eigenen Handelns erkennen und eigene Reaktionen überprüfen zu können. Die eigene Betroffenheit, das persönliche Erleben und Erleiden macht die Betroffenen zu "Experten", die sich gegenseitig helfen.

Die Gesprächskreise werden zukünftig noch an Bedeutung gewinnen, denn sie helfen dem Angehörigen aus seiner durch die Pflege bedingten Isolation herauszukommen. Die zurückgewonnene Einbindung in das soziale Leben läßt sehr schnell die übermächtig erscheinende Last in einem anderen Bild erscheinen, so daß sich zumindest emotional die Situation etwas entspannt. Man erkennt, daß auch andere die gleichen Sorgen und Nöte haben. Im Gespräch fühlt der Pflegende sich verstanden, und die Gesprächspartner können sich gegenseitig Mut machen.

Darüber hinaus sollte aber auch der gesellige Aspekt nicht zu kurz kommen; es ist für die Pflegenden relevant, einen Nachmittag oder Abend im Monat für sich persönlich zu haben und sich dann auch einmal etwas Gutes tun zu können.


## KURZZEITPFLEGE


Die Kurzzeitpflege soll Pflegenden, die sich über Wochen ohne Feierabend und ohne Entlastung am Wochenende der Pflege und Versorgung ihrer hilfebedürftigen Angehörigen widmen, die Möglichkeit bieten, auch einmal Urlaub machen und ausspannen zu können. Die Hilfebedürftigen können während dieser Zeit in einem Pflegeheim untergebracht werden.

Die Kurzzeitpflege kann für den alten Menschen Aktivierung und Abwechslung bedeuten. Es muß aber gerade für den Personenkreis der Dementen bedacht werden, daß diese zeitweilige lokale Veränderung eine enorme psychische Belastung darstellt und evtl. sogar einen psychischen Schock auslösen kann, der vorübergehend zu verstärkten Verwirrtheitszuständen führen wird. Es muß hier sicherlich noch nach anderen Möglichkeiten der zeitweisen Entlastung gesucht werden, z.B. die weitere Versorgung im häuslichen Milieu durch eine konstante Bezugsperson von außerhalb oder durch eine stundenweise Entlastung. Darüber hinaus ist festzustellen, daß eine Kurzzeitpflege zwar von Kindern und Schwiegerkindern in Anspruch genommen wird, jedoch Ehepartner von diesem Angebot selten Gebrauch machen.

*FREIZEIT*

Eine Alternative zur Kurzzeitpflege könnte eine gemeinsame Freizeit für Pflegende und Gepflegte sein. Angesprochen werden mit diesen Freizeiten hauptsächlich pflegende Angehörige, die den Ehepartner pflegen. Selten wird einer dieser Pflegenden seinen Partner "alleine lassen" und in Urlaub fahren wollen. Schuldgefühle, ein schlechtes Gewissen und die Sorge, was während der Abwesenheit alles passieren könne, machen dies oft unmöglich.

Eine Freizeit, die es ermöglicht, einmal gemeinsam aus der gewohnten Umgebung herauszukommen, ist gerade für Pflegende, die schon seit Jahren ohne Unterbrechung den hilfebedürftigen Angehörigen versorgen, ein eminent wichtiges Angebot. Die Dauer einer solchen Freizeit sollte zwei bis drei Wochen betragen, so daß auch ein Erholungseffekt erzielt werden kann.

Den Pflegenden soll während dieser Zeit möglichst viel an Pflegeaufgaben abgenommen werden: je ein Zivildienstleistender oder sonstiger freiwilliger Helfer sollte für einen Pflegebedürftigen zur Verfügung stehen. Während für die Pflege und Versorgung der Hilfebedürftigen ein Pflegedienstleiter verantwortlich ist, der die Helfer anleitet, bietet ein Sozialarbeiter/Sozialpädagoge Gespräche, spielerische Angebote und Unternehmungen für den Angehörigen an. Will man die Pflegenden während dieser Zeit wirklich entlasten, ist eine derartige Freizeit natürlich personell und finanziell sehr aufwendig. Der Aufwand lohnt sich jedoch, wenn man pflegende Angehörige vor einer frühzeitigen Überforderung und Erschöpfung schützen will.

Leider scheiterten bislang solche Freizeiten nach einem einmaligen positiven Versuchdes Caritasverbandes e.V. Pforzheim in Baden-Württemberg an den hohen Kosten.

## MOBILE HILFSDIENSTE UND STUNDENWEISE ENTLASTUNG DURCH HAUSWIRTSCHAFTLICHE MITARBEITER

Die mobilen Hilfsdienste bieten z.b. Hilfen für die Haushaltsführung, die Gartenarbeit, für Behördengänge und die stundenweise Entlastung von Angehörigen an. Pflegende Angehörige von Dementen nehmen die Unterstützung für die Haushaltsführung kaum in Anspruch, weil eine Hilfe meist nur in zeitlich begrenztem Rahmen nötig ist (z.b. beim Toilettengang). Für die stundenweise Entlastung der Angehörigen allerdings sind diese Dienste eine gute Hilfe. Der Nachteil liegt jedoch in der dabei häufig wechselnden Person, die Unruhe in die Familie bringt und den Aufbau des Vertrauensverhältnisses außerordentlich erschwert. Um die Familie tatsächlich entlasten zu können, bedarf es speziell für diese Aufgabe geschulter bzw. ausgebildeter Helfer, die nicht allzuoft wechseln.

Für die stundenweise Entlastung können erfahrene hauswirtschaftliche Mitarbeiter eingesetzt werden, die durch eine persönliche Pflegeerfahrung mit der besonderen Problematik der Pflegenden und Hilfebedürftigen vertraut sind. Aufgrund dieser Erfahrungen sind sie gerade bei höheren Anforderungen der Pflegesituation eher gewachsen als junge Zivildienstleistende oder freiwillige Helfer. Im Unterschied zu den mobilen Hilfsdiensten sind sie ausschließlich zur Entlastung pflegender Angehöriger vorgesehen und speziell darauf vorbereitet. Der Einsatz dieser Mitarbeiter muß von Sozialarbeitern/Sozialpädagogen begleitet werden, die die möglichen Einsatzfälle aus ihrer täglichen Praxis kennen und auch die Pflegenden zur Inanspruchnahme bewegen können. Durch die Anwesenheit einer Hilfe entsteht für den Pflegenden ein zeitlicher Freiraum, in dem Behördengänge, Einkäufe oder Pausen zum Kräftesammeln möglich werden. Die Verantwortung für den Hilfebedürftigen kann für zumindest einen halben Tag abgegeben werden.

## SOZIALSTATIONEN

Die Mitarbeiter der Sozialstationen kommen i.d.R. nur in Familien mit verwirrten Pflegebedürftigen, wenn diese medizinisch versorgt werden müssen. Familien mit mobilen dementen Senilen wenden sich aus diesem Grunde erst gar nicht an die Sozialstationen. Es bleibt zu klären, ob vor diesem Hintergrund den Sozialstationen die Aufgabe der Betreuung von Verwirrten und deren Angehörigen überhaupt zusätzlich aufgebürdet werden kann, weil es sich hier um eine gänzlich andere Aufgabenstellung handelt als gegenwärtig von Sozialstationen geleistet werden kann. Da die Zahl alter hilfebedürftigen Menschen wächst, wird das Hilfedefizit weiter zunehmen, und die Sozialstationen können bei den momentanen personellen Möglichkeiten den zunehmenden Anforderungen quantitativ und qualitativ nicht mehr gerecht werden.

## GERONTOPSYCHIATRISCHE TAGESSTÄTTE

Gerontopsychiatrische Tagesstätten, auf die im dritten Abschnitt profunder eingegangen wird, bieten Dementen während der Woche tagsüber Betreuung, Aktivierung und Versorgung. Die Verwirrten erfahren hier gezielte Hilfe, wie sie zuhause meist nicht geleistet werden kann. Gleichzeitig werden die Angehörigen tagsüber entlastet und können einer Berufstätigkeit nachgehen. Die Gewißheit, daß der dementiell Erkrankte tagsüber gut versorgt ist, ermöglicht es den Pflegenden, auch einmal wieder eigenen Bedürfnissen nachzugehen. So kann die oft konfliktträchtige häusliche Pflegesituation entspannt werden. Wichtig hierbei ist die Kooperation zwischen den Mitarbeitern der Einrichtung und den Angehörigen, um den Bedürfnissen des Dementen gerecht werden zu können. Tagesstätten können allerdings für ausgeprägt desorientierte, aggressive oder körperlich sehr Pflegebedürftige keine Hilfe anbieten.

Den Ärzten kommt eine relevante Rolle bei der Früherkennung der psychischen Erkrankungen im Alter zu. Durch eine rechtzeitige und richtige Diagnose können frühzeitig geeignete Maßnahmen eingeleitet und der Verlauf der Krankheit positiv beeinflußt werden. Liegt eine irreversible Demenz vor, dann ist es auch Aufgabe des Arztes, die Familie zu begleiten und ihr zu helfen, die neue Situation möglichst gut zu bewältigen. Der Arzt muß hierzu über die bestehenden Hilfen informiert sein, er muß den Pflegenden zur Inanspruchnahme motivieren und evtl. erste Kontakte zu den Hilfsdiensten herstellen. Leider wissen bis heute nicht alle Ärzte über dementielle Erkrankungen und deren Behandlung hinreichend Bescheid.

**Alternativen - Perspektiven**

Es kann und soll hier kein Patentrezept aufgezeigt werden, das die Probleme der Hilfe- und Pflegebedürftigkeit alter Menschen löst. Dazu ist die Problematik viel zu umfassend, die einzelnen Pflegefälle in bezug auf Bedürftigkeit, psychische Verfassung, Familienstruktur, familiäre Bereitschaft zur Hauspflege und finanzielle Situation zu differenziert. Dringend erforderlich erscheint mir jedoch für die gesamte Bevölkerung, daß eine bessere Absicherung der Pflegekosten erreicht wird, denn bisher können die meisten gegen das Risiko Pflegebedürftigkeit nicht ausreichend vorsorgen.

Die Bund-Länder-Arbeitsgruppe[65] hat für ihren Bericht dazu verschiedene Lösungsmöglichkeiten erarbeitet. In der Bewertung der unterschiedlichen Vorschläge kamen die Autoren zu dem Schluß, "daß eine umfassende Lösung, die möglichst viele Zielsetzungen verwirklicht, sowohl im Rahmen der Sozialversicherung wie durch ein Leistungsgesetz möglich ist."[66]

Eine Sozialversicherung, denkbar als Erweiterung der Krankenversicherung oder als eigenständige Pflegeversicherung, würde nach Meinung der Arbeitsgruppe folgende wesentliche Vorteile mit sich bringen:

- Eine Verbesserung der Voraussetzungen, daß Pflegebedürftige solange wie möglich in ihrem häuslichen Bereich gepflegt werden können,
- Die Sicherung der Finanzierung ambulanter Pflege,
- Entlastung der Pflegebedürftigen und ihrer unterhaltspflichtigen Angehörigen von den Kosten der Pflege.

Außerdem könnten die Probleme der Abgrenzung zwischen Pflegebedürftigkeit und Krankheit in der Sozialversicherung mit den geringsten Nachteilen für die Betroffenen gelöst werden, da die Abgrenzungsfragen entscheidend an Schärfe verlieren, wenn sowohl bei Krankheit als auch bei Pflegebedürftigkeit ein und derselbe Träger die Leistungen erbringt.[67]

Kritische Punkte dieser Versicherungslösungen wären bei Verwirklichung, so die Arbeitsgruppe, daß einmal im stationären Bereich ein vermutlich großer Teil der Pflegebedürftigen weiterhin auf Sozialhilfe angewiesen bliebe, da die sogenannten Hotelkosten, die ungefähr knapp die Hälfte der Heimkosten ausmachen, von den Krankenkassen nicht mit übernommen würden, zum anderen die ungenügende Förderung des Ausbaus von Diensten und Einrichtungen sowie deren erforderliche Verbesserung der Qualität.[68]

Die Konzeption eines Pflegegesetzes verwirklicht, so die Autoren, auch einen großen Teil der Zielsetzungen. Zudem wären noch die Kosten für eine Umgestaltung von Wohnungen eingeschlossen, damit diese den Bedürfnissen der Betroffenen und den Erfordernissen der Pflege besser entsprächen, und ebenfalls die Finanzierung der sogenannten Hotelkosten mit in den Leistungen inbegriffen.[69] Allerdings müßte die Einkommensgrenze oberhalb der Grenzen für die Gewährung von Pflegegeld in der Sozialhilfe liegen. Bei Inkrafttreten eines Pflegegesetzes würden die Leistungen jedoch wieder an sogenannte Anspruchsvoraussetzungen gebunden sein, wie etwa Pflegebedürftigkeit in hohem Umfange und finanzielle Bedürftigkeit.[70]

Mitarbeiter der Arbeitsgruppe befürchten "für den notwendigen Ausbau und die Weiterentwicklung der Pflegeversicherung negative Folgen, wenn die zur Durchführung des Pflegegesetzes benötigten Finanzmittel einer ständigen Konkurrenz anderer Ansprüche an die öffentliche Haushalte ausgesetzt wären."[71]

Für den Anteil der Pflegebedürftigen, die auf ambulante Dienste angewiesen sind, ist der Ausbau der sozialen Hilfen unter Einbeziehung gesundheits- und sozialpädagogischer Dienste unbedingt erforderlich, um Defizite auszugleichen und die Lebensqualität im Versorgungsgebiet zu verbessern. Unter diesen Umständen werden noch mehr alte, kranke Menschen in der Lage sein, so lange wie möglich in ihrem häuslichen Bereich zu verbleiben.

# Die Pflege im Heim

## Die Situation des Bewohners

*DIE PERSÖNLICHE SITUATION UM DEN EINTRITT INS HEIM*

Die Anmeldung für einen Heimplatz liegt meist Wochen oder Monate zurück. Sie wurde von den äußeren Lebensumständen her diktiert, nicht freiwillig entschieden, als letzte Lösung eben vorgenommen. Die eigene autonome Anmeldung ist eher die Ausnahme - man wird angemeldet: vom Sozialdienst der Klinik, von den Angehörigen, weil die Pflege zuhause nicht mehr geleistet werden kann, oder von der Schwester der Sozialstation, weil die ambulante Hilfe an ihre Grenzen gestoßen ist.

Es sind auch in der Regel mehrere Anmeldungen bei diversen Heimen der näheren und weiteren Umgebung erfolgt. Jedesmal wurde auf eine lange und dringliche Warteliste hingewiesen.

Die Hoffnung, daß eine Zusage aus einem nahegelegenen Heim möglich wird, beschäftigt den Pflegebedürftigen sehr. Unklare Informationen und Gerüchte lösen oft Ängste und Bedenken aus. In dieser Situation gibt es quälende Begleitumstände und Fragen wie

- "Ich werde doch hoffentlich ein Einzelzimmer bekommen, denn ein direkter unbekannter Bettnachbar wäre mir schon sehr unangenehm."
- "Was geschieht mit meiner Wohnung, meiner Einrichtung und all dem, was mir vertraut und ein Teil meiner Selbst ist?"
- "Wie kommt es, daß ich zum Sozialhilfeempfänger werden kann, obwohl ich doch ein Leben lang hart für meine Rente gearbeitet und gespart habe ?"
- "Was kann ich mitnehmen ?"
- "Hoffentlich wird es mir im Heim gutgehen !"

Insgesamt handelt es sich um einen Schritt ins Dunkle und Unbekannte, mit der unumstößlichen Tatsache, von direkter körperlicher Versorgung abhängig zu sein und das Leben in vielen Bereichen nicht mehr selbstbestimmt führen zu können. Weitere angstvolle Fragen kommen auf:

- "Hoffentlich sind die Menschen, die mich künftig versorgen und mit denen ich auf engem Raum zusammenlebe, auch nett zu mir."
- "Hoffentlich werden mich Bekannte, Nachbarn, Angehörige, der Pfarrer nicht bald vergessen, weil das Heim vielleicht doch von meinem bisherigen Zuhause weit entfernt und mit öffentlichen Verkehrsmitteln schlecht zu erreichen ist."
- "Wie werde ich mich zurechtfinden in einem solchen großen Haus voller Fremdheit?"
- "Werden meine Kräfte noch mehr nachlassen, und wie wird das sein, wenn ich gebadet werde, - können da andere zuschauen?"

Dann kommt der Anruf oder der Brief mit der Nachricht, daß ein Bett frei sei, und binnen weniger Tage - manchmal weniger Stunden - erfolgt der Einzug.

Das freigewordene Bett im Heim ist entscheidend, mit wem künftig große Teile des Tages und die langen Nächte zu verbringen sind. Eine Wahlmöglichkeit entfällt, weil nur dieses eine Bett zur Verfügung steht.

Der Heimbewohner sieht sich mit folgender Situation konfrontiert, die verunsichert und das Gefühl von Geborgenheit und Akzeptanz zunächst stark beeinträchtigt:

- Das bisher mögliche individuelle Wohnen ist völlig weggefallen. In aller Regel erfolgt der Einzug in ein Doppel- oder Mehrbettzimmer und an allem, was der Raum offeriert, partizipiert mindestens ein Zimmerpartner, ein Mensch, dem man bisher noch nie begegnet ist.
- Das Doppelzimmer verändert die bisherigen Lebensgewohnheiten am fundamentalsten. Es gibt keine Möglichkeit zum Alleinsein, man kann wirklich niemals seine Ruhe haben und ganz für sich alleine weinen. Alles wird gesehen und vom Zimmergenossen registriert. Hinzu kommt ein Tagesablauf, der unbekannt und ungewohnt ist, der festgelegte Zeiten für das Essen, die Mittagsruhe, das Bad und das Tagesende vorsieht. Bestimmte Teile des Tages, insbesondere die ein-

zelnen Mahlzeiten, sind mit vielen - alles fremde - Menschen zu verbringen. Der bescheidene Rest an persönlicher Habe ist in einem Einbauschrank im Zimmer unterzubringen.

Nur wenige neue Heimbewohner artikulieren ihre Eindrücke und Empfindungen spontan. Dazu ist die Verunsicherung und die direkte Abhängigkeit von pflegerischer Versorgung zu groß. Was gelegentlich als Reaktion zu hören ist, wird im folgenden formuliert:
- "Schwester, ich will nach Hause !"
- "Können Sie meinem Sohn Bescheid sagen, daß er mich bald holen kommt !"

Neben solchen Äußerungen gibt es mehr oder weniger sichtbare Zeichen des Unwohlfühlens wie z.b. vermehrtes Weinen, Rückzug in die Sprachlosigkeit, Passivität, häufiges Nörgeln oder gar vorübergehend zunehmende Verwirrtheit.
Stark geprägt wird das Leben im Heim und somit das Wohlbefinden einiger Bewohner von der Begegnung mit einer meist großen Zahl von Mitbewohnern, die geistig abgebaut haben oder zum Teil völlig desorientiert sind. Öfters ist sogar der Bettnachbar total dement, ein Mensch, der teilnahmslos dasitzt, mit dem kein Gesprächskontakt möglich ist, der vor sich hin murmelt oder zusammenhangslose Laute von sich gibt. Er läuft umher, sucht permanent etwas, geht in fremde Zimmer, greift nach Dingen, die ihm nicht gehören, ist am Stuhl mit einem Gurt festgebunden oder wird durch einen vorgeschobenen Tisch am Aufstehen gehindert.
Diese Menschen machen Angst, erscheinen unberechenbar, und man weiß nicht, wie man mit ihnen umgehen soll. Bei manchen gibt es einen völlig verkehrten Lebensrhythmus - der Tag ist geprägt von Schläfrigkeit und die Nacht von unruhigen Aktivitäten wie Herumsuchen im Zimmer, ständigem Hin- und Herlaufen etc. Der geistig noch rege Heimbewohner stört sich sehr daran, er erschrickt, sucht Hilfe und beklagt sich heftig darüber.
Besonders intensiv wirkt sich das Zusammenleben mit verwirrten Menschen bei den gemeinsamen Mahlzeiten aus. Da kommt es vor, daß der eben erst angewöhnte Eßplatz am Tisch von einem dementen Mitbewohner streitig gemacht wird. Es können

Ekelgefühle aufkommen, weil das Verhalten dieser Menschen am Tisch unverständlich und abstoßend wirkt, indem er seinen Teller ausschüttet, sich die Serviette in den Mund stopft, mit den Fingern in den Teller nebenan greift oder unentwegt sein Gebiß herausnimmt.

## DIE SITUATION IM VERLAUF DES HEIMAUFENTHALTES

*Gibt es die Möglichkeit, zu einem positiven Zusammenleben und Befinden zu kommen ?*

Dem geistig regeren Heimbewohner wird immer mehr bewußt, daß die Mitarbeiter viel Zeit und Aufmerksamkeit auf die dementen Mitbewohner richten müssen. Dieses "Aufsaugen der Arbeitskraft" der ohnehin zu wenigen Mitarbeiter läßt kaum Spielraum für mehr persönliche und individuelle Gespräche, für die Förderung von Kontakten, kulturellen Interessen und Aktivitäten, die das profane Leben etwas abwechslungsreicher gestalten könnten. Die üblichen Kontakte bleiben auf die Zeiten der pflegerischen und sonstigen Versorgung begrenzt, wobei der geistig wachere Bewohner sehr wohl registriert, daß auch dabei oft Eile und Routine den Umgang bestimmen müssen.

Das Alltagsleben[72] sieht es so aus: Nach dem Waschen und Ankleiden am meist sehr frühen Morgen folgt das Warten auf das Frühstück. Dabei ist die Geschäftigkeit auf den Fluren zu hören - eine Betriebsamkeit, die eine innere Leere hervorruft und keinen positiven Einstieg in den neuen Tag bewirkt. Jeder Tag ist gleich - egal ob Montag, Donnerstag oder Sonntag. Nach dem Frühstück muß wiederum im Gemeinschaftsraum gewartet werden bis das Zimmer hergerichtet ist. Vielleicht muß der Sitzplatz sogar noch gewechselt werden, weil die Reinigungsfrauen kommen. Und immer wieder erfolgt der Blick auf die Uhr - ein stilles Warten, das evtl. nur von den "Aktivitäten" der teilweise oder gänzlich verwirrten Mitbewohnern unterbrochen wird. Um 10.00 Uhr gibt es eine Zwischenmahlzeit, danach erfolgt der ob-

54

ligatorische Toilettengang, später das Mittagessen, dann die anschließende Mittagsruhe, der Kaffee, das Abendessen und schließlich um 19.00 Uhr die Nachtruhe. Neben dem internen Heimbetrieb registriert der Bewohner sehr oft die Auswirkungen, die diese Pflegeheimsituation auf seine Außenorientierung hat. Rückmeldungen von Besuchern und Angehörigen wirken sich negativ aus. Abwertende Eindrücke der Besucher sind nicht dazu geeignet, deren Besuchshäufigkeit zu fördern. So kann die gewünschte Hoffnung, häufige Kontakte von außen und nach draußen haben zu können, in das Gefühl des Vergessenseins umschlagen.

Allmählich wächst die Gewißheit, daß dieses Ausgeliefertsein die Situation für den "Rest des Lebens" ist, daß es eine selbstgestaltete Veränderung nicht mehr geben wird. Für den Bewohner gibt es nur noch dieses Zuhause, denn die eigene Wohnung ist längst aufgelöst, und die Abhängigkeit von der direkten physischen Versorgung ist zu groß geworden. Auch der finanzielle Spielraum läßt in vielen Fällen keine Veränderung mehr zu, weil das Sozialamt bis zu den üblichen Freigrenzen den Einsatz des Einkommens und Vermögens bereits abgewickelt hat.

Immanent dramatischer als beim geistig regen Bewohner verläuft die Heimaufnahme beim dementen, denn

- er weiß nicht, was mit ihm geschieht,
- er versteht nicht, wo er sich befindet,
- er kann nicht nachvollziehen, daß er in diesem Haus bleiben muß,
- er kann die Menschen, die um ihn sind - Pflegepersonal, Bewohner, Besucher - nicht zuordnen.

Das Pflegepersonal stellt sich ihm vor, es zeigt ihm sein Zimmer, die Toilette und den Eßplatz. Eventuell erfolgt ein Aufnahmegespräch mit ihm und seinen Angehörigen. Ihm jedoch fehlen persönliche Erinnerungen, denn er weiß seinen Namen, sein Alter, seinen Beruf, seinen Familienstand, seine Lebensgeschichte u.ä. nicht mehr. Vielleicht kennt er seinen Ehepartner und seine Kinder nicht mehr, oder es fehlt ihm jegliches Wissen vom Wochentag, Monat und der Jahreszeit, oder er kann sich sein Zimmer nicht merken und wann die Mahlzeiten serviert werden. Wir wissen nicht

exakt, was dieser Mensch empfindet, doch häufig können wir ein unruhiges Hin-
und Herlaufen, ein nachdrückliches ängstliches Fragen, ein verzweifeltes Sich-
Wehren beim abendlichen Auskleiden, ein stilles Weinen, ein apathisches, erstarrtes
Auf-dem-Stuhl-Sitzen und eine starke Weglauftendenz beobachten.

Dem verwirrten Menschen fehlt teilweise oder ganz die lokale und personale Orientierung. Der Bezug zur eigenen Identität kann eingeschränkt bzw. nicht mehr vorhanden sein. Neben der Hirnleistungsschwäche sind in diverser Ausprägung Veränderungen der Persönlichkeit und des früheren Wesens beobachtbar, denn z.B.

- nimmt die Gefühlsintensität bis hin zur Gefühlslabilität ab,

- schwanken die Stimmungen kurzfristig,

- können sich Charaktereigenschaften verstärken,

- können sich das ethische Empfinden und soziale Verhalten ändern, indem der
  dementiell Erkrankte taktloser, rücksichtsloser, distanzloser, gefügiger und
  streitsüchtiger wird.

Das Verhalten des verwirrten Senilen irritiert viele Mitbewohner und Besucher.
Familienangehörige schämen sich wegen des "verrückten Verhaltens". Somit ist der
zwischenmenschliche Kontakt und Austausch stark behindert und die Verständigung
auf die Befriedigung ganz unmittelbarer Bedürfnisse determiniert. Eine daraus resultierende Konsequenz ist, daß der verwirrte senile Mensch innerhalb seiner Umgebung nur wenig Ansehen und Ansprache hat.


*Organisation ist alles - auch für den Pflegebedürftigen?*

Auf einer Pflegeabteilung leben zwischen 18 und 40 Bewohner, davon brauchen die
allermeisten bei der Morgentoilette umfassende Hilfe. Zwischen 40 - 60 % der Bewohner einer Station werden als dement angegeben.

Nach dem derzeit genehmigten Personalschlüssel[73] werden häufig wochentags ab
6.30 Uhr zwischen sechs und acht Bewohner bis zum Frühstück von einer Pflegekraft gewaschen, geduscht oder gebadet und angekleidet. Bewohner, die die Morgentoilette autonom durchführen können, sind die große Ausnahme.

Die Morgentoilette muß in 20 - 30 Minuten erfolgen:
- bei Menschen, die im Durchschnitt älter als 82 Jahre sind,
- bei Bewohnern, die häufig zugleich an mehreren Erkrankungen mit u.U. Symptomen wie Schwindelgefühle, Herzrhythmusstörungen, Atemnot, Schmerzen beim Gehen etc. leiden,
- bei Personen, die, wenn sie zur Eile gedrängt werden, ängstlich bis aggressiv reagieren können und aus Unsicherheit noch langsamer als sonst agieren,
- bei Verwirrten, die sich nicht ankleiden wollen, die sich - alleine gelassen - Unterwäsche über die Oberbekleidung anziehen oder sich manchmal wieder auskleiden.

Der senile Mensch wird schon am frühen Morgen für den ganzen Tag in Unruhe und Hektik gebracht, obwohl vor ihm oft ein langer Tag mit viel unausgefüllter Zeit liegt. Vormittags steht in vielen Heimen kein Helfer für die Betreuung zur Verfügung. Erst ab 120 Heimbewohnern kann ein Beschäftigungstherapeut eingestellt werden, der allerdings mit der großen Anzahl überfordert ist.

Jedes Wochenende hat eine der beiden Tagesschichten frei, so daß mit weniger Personal sämtliche Bewohner betreut werden müssen. Für die meisten Pflegenden sind die Wochenenden die anstrengensten Arbeitstage, weil z.B. die Nachtwache für den Tagdienst Bewohner vorwaschen muß. Konkret kann dies bedeuten, daß je nach Personalbesetzung schon ab 3.00 Uhr nachts mit dem Waschen und Ankleiden einzelner Bewohner begonnen werden muß. Danach wird der alte Mensch wieder auf sein Bett gelegt, wo er bis zum Frühstück weiterschlafen kann.

Im Grundgesetz der Bundesrepublik Deutschland steht in Art.1, daß die Würde des Menschen unantastbar sei. Ist sie das dann auch noch,
- wenn pflegebedürftige Heimbewohner aus Zeitersparnis gewaschen und angekleidet werden müssen, obgleich sie dazu durchaus mit etwas Hilfe selbst in der Lage wären?

oder
- wenn sich zugleich mehrere Bewohner im Badezimmer aufhalten müssen?

oder

- wenn aus Rationalisierungsgründen gleichzeitig ein Bewohner auf der Toilette sitzt, ein anderer im Eiltempo gebadet und ein dritter Bewohner von einer zweiten Pflegekraft abgetrocknet und angekleidet wird?

oder

- wenn pflegebedürftige Bewohner im Aufenthaltsbereich vor Mitbewohnern auf den Toilettenstuhl gesetzt werden, um Blase oder Darm zu entleeren?

oder

- wenn Bewohner während den gemeinsamen Mahlzeiten auf dem Toilettenstuhl sitzend essen müssen?

oder

- wenn ein Bewohner am Tisch sitzt und der Helfer vor ihm stehend das Essen reicht? Kaum beginnt er zu kauen, ist der nächste Bissen bereits in Mundhöhe.

oder

- wenn demente Menschen der Einfachheit wegen häufiger als andere passierte Kost bzw. Breikost bekommen, obgleich sie kauen können?

Der verwirrte alte Mensch fällt in seiner Umgebung durch Gedächtnisstörungen und eventuelle Wesensveränderung auf. Er hat zunehmend die Fähigkeit verloren, sich im alltäglichen Leben zurechtzufinden. "Wir kennen ihn nicht mehr", sagen manchmal die Angehörigen.

Der Umzug ins Heim nimmt ihm den letzten Ort begrenzter Vertrautheit und Geborgenheit. Er kann oft nicht einsehen, daß er sich nicht mehr alleine versorgen kann, daß eine stundenweise Betreuung und Hilfe nicht mehr ausreicht oder daß die bislang pflegenden Angehörigen am Ende ihrer Kräfte sind.

Die Eingewöhnungszeit bringt viele Probleme mit sich: ein völlig fremdes Zimmer, selten ein Einzelzimmer, die unbekannte Umgebung mit den langen Fluren und mit Räumen, deren Sinn er nicht verstehen kann, mit Türen, die alle gleich aussehen, viele unbekannte Menschen, deren Gesicht und Name er sich nicht merken kann. Er begegnet Menschen, die ablehnend, ungehalten und ärgerlich, nervös, hektisch und unfreundlich reagieren.

Nach der diffizilen Zeit der Eingewöhnung besteht jedoch auch die Chance, kleine und kleinste Fortschritte zu machen. Dazu gehört jedoch ein Umfeld, das mit viel

hoffnungsvoller Grundeinstellung und Engagement, mit Fachwissen, liebevoller Füh-
rung, Aktivierung und Förderung vorhandener Fähigkeiten und auch der Akzeptanz
der irreversiblen Defizite eine befriedigende Lebenssituation für den Betroffenen
schaffen kann.

Der gute Wille ist sicher oft da, doch selbst bei gutem Willen und durchdachter Organisation zeigt sich Tag für Tag, und nicht zuletzt am frühen Morgen, daß zu viele
hochbetagte, schwerpflegebedürftige Menschen von zu wenig Pflegenden betreut
werden müssen. Es ist kaum mehr eine aktivierende Pflege zu realisieren, wenn für
einen solchen Bewohner maximal 10 - 30 Minuten täglich zur Verfügung stehen.

**Aus dem Alltag einer Pflegerin**

Diesen Alltag habe ich selbst erlebt: ich arbeitete während verschiedener Urlaubszei-
ten mehrere Wochen als Pflegekraft in drei unterschiedlichen Pflegeheimen.

"Bleiben Sie doch ein bißchen bei mir und leisten Sie mir Gesellschaft", sagt Herr H.
und rückt einen Stuhl für die Pfegerin zurecht. "Ich kann nicht, Herr H., ich habe
noch so viel zu tun", antwortet sie ihm. "Das sagen sie alle! - Nie hat einer Zeit ...",
meint Herr H. resignierend.

Die Pflegerin ist betroffen über diesen Vorwurf. Aus der Sicht von Herrn H. findet
sie ihn berechtigt. Wie oft hatte sie sich eigentlich während der Arbeitszeit zu einem
Heimbewohner ins Zimmer gesetzt, ihm ruhig zugehört? Sprachen sie miteinander,
saß er und sie stand - ihre Unruhe signalisierend. Doch neben dem Gefühl, zu wenig
getan zu haben, zu wenig tun zu können, kommt auch in ihr der Protest auf, was die
Pfleger denn noch alles tun sollen. Sie sind doch auch nur Menschen! Und müssen
nicht wenigstens einige der Bewohner, die so sprechen, sehen, wieviel sie zu tun
haben? Dabei ist in der täglichen Arbeit die immer rascher steigende Anzahl von
Verwirrten besonders schwer zu verkraften. Das Leben im Heim und der Umgang
mit den dementen Bewohnern ist deshalb so diffizil, weil die Pflegerin ständig an ihn

appellieren, ihn bitten, ihn beschimpfen, ihn liebevoll erinnern muß usw., doch kaum ist sie weggegangen, kann es sein, daß er fortläuft - irgendwohin, ohne festes Ziel ... Und dann heißt es plötzlich, Frau F. sei weggelaufen. Was aufschiebbar ist, muß warten. Frau F. muß gesucht werden. Ist sie zu Frau G., die Angst vor ihr hat, weil sie ihr unberechenbar erscheint und dann wieder darauf besteht, immer in ihr eigenes Zimmer eingeschlossen zu werden? Ist sie bei Herrn H., der sich derart aufregt, daß man fürchten muß, er bekommt noch einen Herzanfall? Ist sie in die obere Etage oder nach unten gegangen? Wenn sie nur nicht nach draußen gegangen ist! Mit was ist sie denn bekleidet? Hätte man sie doch nur in ihr Zimmer eingeschlossen ...

Und während die Pflegenden alles andere liegen lassen und suchen, klingelt ein exaltierter Bewohner und befiehlt, sofort Frau F. aus seinem Zimmer zu holen. Ohne anzuklopfen sei sie plötzlich wie ein Geist vor ihm gestanden. Sie habe weder gefragt, ob sie störe, noch habe sie sich entschuldigt; sie ging einfach an seinen Schrank und räumte dort herum.

Wiederholt sich dies immer wieder - und auf der Station ist Frau F. bei weitem nicht die einzige Demente - kann es zu Streitereien kommen. Herr H. schreit die Verwirrte an, Frau F., die gar nicht versteht, was sie gemacht hat, reagiert aggressiv und schlägt um sich. Und wird Herrn H. gesagt, daß Frau F. ihr Tun selbst nicht versteht, schimpft er und meint, das Pflegepersonal solle gefälligst besser auf sie aufpassen. ...

Die Pflegerin nimmt Frau P., damit sie eine Aufgabe hat, zum Tischdecken mit. Frau P. verteilt die Teller und die Pflegerin das Besteck. Da ein Bewohner nach jemandem ruft, geht sie zu ihm und versorgt ihn. Als sie zurückkommt, hat Frau P. zwei Tische wieder abgeräumt. Einige Löffel und Tassen stopfte sie in eine Kissenhülle, die sie an ihre Brust drückt und nicht mehr herausgeben will. Und die Pflegerin ist in Eile - der Kaffee kommt gleich - und wird wieder nicht fertig. ...

Frau K. fragt, wo ihr Zimmer sei. Jemand geht mit und zeigt es ihr. Mit großem Erstaunen nimmt sie das Zimmer wahr. Kurze Zeit später fragt sie, wann es Mittagessen gäbe, obwohl es schon 14.00 Uhr ist. Es geht dann wiederum nicht allzulange, da fragt Frau K. erneut, wo denn ihr Zimmer sei. Solche Wiederholungen kommen vielmals am Tage vor.

Damit es auf der Station gemütlich aussieht, werden die Blumenkästen im Flur und im Aufenthaltsbereich immer wieder mit blühenden Pflanzen bepflanzt. Und was macht Frau P. ständig? Bei ihrem endlosen Hin- und Herlaufen im Flur zupft sie hier einige Blätter und bricht dort ein paar Blumenköpfe ab, weil sie glaubt, schon lange nichts mehr zu essen bekommen zu haben und in diesem Haus ansonsten verhungern zu müssen.

Trotz allem muß man die Dementen gernhaben: Frau K. sieht die Pflegerin kommen, erkennt sie und geht lächelnd auf sie zu, hakt sich bei ihr ein und erzählt flüsternd, zusammenhanglos und kaum verständlich irgendetwas. Doch ihr Vertrauen, ihre spontane Herzlichkeit tun gut; sie scheint sich wohl zu fühlen. Das ist ihr Dank und ihre Bestätigung für die Arbeit im Pflegedienst.

Oft sind es ambivalente Gefühle, die dem dementen Menschen von Mitarbeitern entgegengebracht werden: einerseits Mitgefühl und Mitleid wegen seiner Verlorenheit sich selbst und der Welt gegenüber und andererseits Zuneigung und Freude über die Anhänglichkeit, aber auch Aggressionen. Doch nicht zuletzt löst ein solcher Mensch in den Pflegekräften auch Betroffenheit und Angst vor einem solchen eigenen Schicksal aus. Immer wieder drängt sich bei den profanen Bemühungen, dem Verwirrten simple Dinge zu erklären, die Frage auf, ob nicht alle Mühe vergebens sei.

Eine gute Kooperation innerhalb des Pflegeteams läßt manche schwierige Situation im Umgang mit den Heimbewohnern leichter ertragen. Bestehen jedoch Spannungen, die unterschwellig Tag für Tag mitgeschleppt werden, fehlen relevante Elemente wie die gemeinsame Kraft und die Freude über Minimalerfolge. Der Verwirrte wird dies zu spüren bekommen, vielleicht nur nonverbal, aber auch vielleicht dadurch, daß er lediglich versorgt wird. Reicht die Zeit, Kraft und Geduld gegenüber dem Dementen nicht mehr aus und wird dazu noch von seiten der Umgebung postuliert, endlich Ruhe vor dem Verwirrten zu haben, wird spätestens jetzt die unauffällige Fixierung am Tisch realisiert bzw. werden verstärkt Psychopharmaka und Sedativa eingesetzt. Zu sehen, welche "Gewalt" diese Mittel über den Menschen haben, erschreckt viele Mitarbeiter und belastet sie. Die Rechtsunsicherheit forciert den Gewissenskonflikt, und die Hilflosigkeit mancher Ärzte determiniert die Angst des Pflegenden vor der moralischen Verantwortung.

## Überlegungen zum Heimaufenthalt

### BEDÜRFNISSE DES HEIMBEWOHNERS

Nach mannigfaltigen Besichtigungen und diversen Interviews mit Heimleitern, Mitarbeitern und Angehörigen stellte sich immer wieder die Frage, was denn für einen senilen Dementen noch wichtig sei, was er brauche und was seine Bedürfnisse seien. Der amerikanische Psychologe A.H. Maslow[74] entwickelte ein Stufenschema, auf dessen Grundlage ich im folgenden - basierend auf Gesprächen mit Angehörigen und Pflegepersonen - eigenständig versuche, die Bedürfnisse des alten verwirrten Menschen zu skizzieren.

1. Physiologische Bedürfnisse

Man kann in unserer heutigen westlichen Gesellschaft davon ausgehen, daß genügend Nahrung vorhanden, daß es in den Häusern ausreichend warm und daß ein adäquates Maß an pflegerischer Versorgung gesichert ist. Die Erfahrungen zeigen, daß Bewohner in Pflegeheimen den Mahlzeiten eine enorme Priorität zukommen lassen, da sie Abwechslung und Höhepunkte im Tagesablauf darstellen. In vielen Heimen wird das Abendessen oft schon zwischen 17.00 Uhr und 18.00 Uhr serviert, so daß eine viel zu lange Zeitspanne bis zum Frühstück entsteht, die akute Verwirrtheitszustände durch Flüssigkeitsmangel und / oder Absenkung des Blutzuckerspiegels verursachen kann. Ferner hat der Pflegebedürftige ein essentielles Bedürfnis nach Licht und Bewegung, eingebunden in einen natürlichen Tagesablauf, in Bewegung am Tage und Ruhen in der Nacht. Doch ist dies in unseren Heimen immer möglich?

## 2. Bedürfnis nach Sicherheit und Geborgenheit

Wie soll sich der alte Mensch im Doppel- oder Mehrbettzimmer in einem Heim mit 100, 200 oder noch mehr Plätzen geborgen fühlen?

Wie soll der alte Mensch bei dem permanenten Personalwechsel seine Bezugsperson finden?

Wie soll er der Hektik und dem Umtrieb im Heim begegnen, wenn er doch Ruhe und Geborgenheit sucht?

Wie kann er sich in einem Haus mit langen Fluren, überwiegend künstlich beleuchtet, und den vielen Türen, die rechts und links abgehen, geborgen fühlen?

Wie soll er sich mit graphisch gestalteten Orientierungssystemen zurechtfinden, die selbst für einen jungen Menschen nur schwer zu verstehen sind?

Wie bringt er Abwechslung in seinen Tagesablauf, wenn er vor 7.00 Uhr geweckt wird, um 8.00 Uhr Frühstück erhält und bis zum Mittagessen nur den Flur auf- und abgehen oder im Stuhl sitzen kann oder muß? Was soll er mit seiner vielen Zeit machen? Wie kann er seinen Tag strukturieren und mit wessen Hilfe?

Warum muß er sich mit der Zimmermöblierung im Heim abfinden, wenn er doch eigene Möbel hat und die ggf. zum Sperrmüll geben muß?

## 3. Bedürfnis nach Angenommensein und Zugehörigkeit

Was bin ich als dementer Mensch noch wert, wenn ich beim Zusammenleben mit geistig nicht verwirrten Menschen fast nur Ablehnung erfahre?

Wer hört mir zu und antwortet mir geduldig, auch wenn es immer die gleichen Fragen sind?

Wer hört mir zu und nimmt mich an, wenn das wenige Personal permanent in Eile ist?

Wem soll ich mein Vertrauen schenken? In drei Schichten arbeitet das Personal, - im Früh-, Mittag- und Nachtdienst, in Bereichen des Pflegedienstes und der Hauswirtschaft, im Vollzeit-, Teilzeit- und Aushilfsdienst.

Wer spürt, daß ich zuviele Medikamente zu meiner Ruhigstellung einnehmen muß und sorgt dafür, daß ich stattdessen mehr Bewegung habe?


4. Bedürfnis nach Wertschätzung

Was bin ich als Mensch noch wert, wenn mir von der Gesellschaft nicht einmal ein Zimmer für mich alleine zugestanden wird?

Was bin ich wert, wenn ich in einem Doppelzimmer nur noch eine Ecke für mich habe, oder wenn ich mit drei, vier oder gar fünf Personen einen Raum teilen muß?

Was bin ich wert und wie sehen mich meine Mitmenschen, wenn sie mich nur noch mit "Oma", "Muttchen" und "Du" ansprechen?

Was bin ich wert, wenn mich die Pflegeperson wie ein kleines Kind behandelt, obwohl ich eine geachtete Person in meinem Leben war?

Was bin ich wert, wenn ich in meinem Heimatort keinen Pflegeplatz finde und deshalb in eine fremde Umgebung - oft viele Kilometer von meinem Wohnort entfernt - regelrecht verschickt werde? Wer kann mich dann noch besuchen?


5. Bedürfnis nach Selbstbestimmung

Warum soll ich in der Beschäftigungstherapie Arbeiten verrichten, die ich in meinem ganzen Leben noch nie gemacht habe?

Warum muß ich meine Haare schneiden lassen, wenn ich doch mein Leben lang immer einen Haarknoten getragen habe?

Wieso muß ich heute das braune Trägerkleid tragen, wenn mir das geblümte doch viel besser gefällt und sauber im Schrank hängt?

Warum muß ich mit dem Menschen am Tisch sitzen, der keine Eßmanieren hat und mir ständig in meinen Teller greift?

*VON VERWIRRTEN UND NICHTVERWIRRTEN UND DER IDEOLOGIE ÜBER*
*IHR ZUSAMMENLEBEN*


In zahlreichen Gesprächen mit den Verantwortlichen von dementen senilen Menschen wird immer wieder über die Form des Zusammenlebens von Verwirrten und Nichtverwirrten diskutiert. Dabei kann festgestellt werden, daß die Gerontopsychiatrie "in" ist.

Gerontopsychiatrische Versorgungskonzepte werden gefordert, die gerontopsychiatrische Kompetenz ist umfassend zu verbessern, Passagen zur gerontopsychiatrischen Versorgung finden Eingang in kommunale Altenpläne, und Berichte über integrative Arbeit in Altenpflegeheimen werden zunehmend publiziert.

Hat die Gerontopsychiatrie möglicherweise Konjunktur? Meiner Meinung nach hat sie es, denn die psychischen Erkrankungen der alten Menschen gewinnen mehr und mehr an Gewicht in der Kranken- und Altenpflege. Dabei sind es weniger die physisch pflegebedürftigen alten Menschen, die die Helfer vor große Probleme stellen, sondern vor allem die dementen Senilen. Von ihnen wissen die Schwestern der Sozialstationen, die Sozialarbeiter in den sozialpsychiatrischen Diensten und der offenen Altenhilfe, denn sie verursachen die größten Probleme in den pflegenden Familien und in den Altenpflegeheimen. Leider werden sie oftmals nach einem Aufenthalt in einem Psychiatrischen Krankenhaus in gewerbsmäßig betriebenen Häusern untergebracht, weil sie kein anderes Heim aufnehmen will.


Nicht gerechte Absicht ist es, die zu dieser Agitation und damit in diese heutige Situation führt, sondern unsere Hilflosigkeit, unsere ideologischen Scheuklappen, unser emotionsloses Abhandeln des Begriffes "Gerontopsychiatrie" ohne innere Anteilnahme und unser eigensüchtiges Verhalten verschließen unsere Augen vor dieser Problematik. Wir lassen uns nicht oder zu wenig auf den verwirrten Senilen ein, um absehen zu können, welche Auswirkungen und Folgen seine Lebenssituation hervorruft. Ist er denn noch Bürger seiner Stadt, ein Mensch mit Würde und unser Nächster?

Er ist nicht unser Nächster, denn wir erfahren ihn fast nie als unseren Nächsten. Die Familien, in denen die meisten dementen Menschen gepflegt werden, sind umso isolierter, je schwerer die Verwirrung oder das abnorme Verhalten des Angehörigen ist. In manchen Pflegeheimen sind sie in den beschützenden Abteilungen der Öffentlichkeit entzogen. Heime, die nur Verwirrte aufnehmen, werden bis auf wenige Ausnahmen gewerblich betrieben, d.h., sie sind auf Gewinn ausgerichtet. Auch sie stehen nicht im Interesse der Öffentlichkeit, es sei denn, es werden unhaltbare Zustände aufgedeckt.

Er ist selten Bürger seines Dorfes oder seiner Stadt, denn er hat keine "Stimme" mehr. Er wird bei einer notwendigen Heimunterbringung dorthin gebracht, wo gerade ein Platz frei ist. Dabei sind alle Beteiligten froh, überhaupt eine Lösung gefunden zu haben und vermeiden, evtl. Wünsche des Verwirrten berücksichtigen zu müssen.

Seine Lebenssituation im Heim ist schwer mit der Würde des Menschen vereinbar, denn er hat mit zwei, drei, vier und noch mehr Dementen einen zugewiesenen Platz in einem Zimmer. Das Einzelzimmer ist die absolute Ausnahme - und wozu auch, er bekommt ja in seiner Verwirrung nichts mehr mit.

Eine Änderung der jetzigen Situation könnte von den Pflegeheimen ausgehen, denn in allen Heimen wird heute ein großer Teil dementer alter Menschen integrativ mit physisch Hilfebedürftigen gepflegt. Dieses Zusammenleben von verwirrten und nichtverwirrten Menschen ist in den Pflegeheimen neben vielem anderen ein ganz zentrales Problem für die geistig regen Bewohner. Durch das Integrationskonzept wird den Verwirrten das Abschieben ins Ghetto - damit sind Heime gemeint, die nur verwirrte Menschen aufnehmen - erspart und ihre Ausgrenzung verhindert. Aus der Sicht der Angehörigen mag das erstrebenswert sein, denn es ist möglicherweise leichter, unter dem die Anonymität gewährenden Begriff "Pflegeheim" zu verschleiern, wie abgebaut, verwirrt, verrückt, ohne Verstand, verkalkt und irr der Vater oder die Mutter ist. Dadurch muß man sich vielleicht weniger schämen, in unserer perfekten Gesellschaft einen so defekten Angehörigen zu haben.

So gesehen ist es verständlich, ja geradezu logisch und zwingend, eine Ideologie für das Zusammenleben von verwirrten und nichtverwirrten alten Menschen für integrative Konzepte nach dem Motto "Integration ist gut, Aussonderung ist schlecht" zu entwickeln und zu realisieren. Diese Konzepte reichen von der geschlossenen Station im Heim über die stundenweise und lokale Trennung der Dementen von den Nichtdementen bis hin zu deren Zusammenleben in einem gemeinsamen Doppelzimmer.

Für das Personal entsteht dadurch eine Situation der totalen Überforderung, der es nicht gewachsen und für das es nicht ausgebildet ist. Mehr als 50 % der Mitarbeiter in den Heimen haben keine Ausbildung in der Alten- oder Krankenpflege. Was muten sich die Heime hier zu? Was wird den Pflegekräften zugemutet und abverlangt? Ist diese permanente Überforderung nicht auch eine Ursache für den Frust, der gegenwärtig in der Pflege erlebt wird? Was mutet aber das Zusammenleben mit Verwirrten den Nichtverwirrten zu? Sie sind durch ihre Pflegebedürftigkeit auf fremde Hilfe angewiesen und haben bei diesem großen Mangel an Pflegeplätzen gar keine andere Chance, als sich in die Gegebenheiten einzufügen und sich mit der Integration abzufinden. Gefragt werden sie leider nicht.

Fragen sollten sich aber die Befürworter von integrativen Lösungen, was den Nichtverwirrten zuzumuten ist und vor allem aber auch überlegen, was sie sich in dieser Situation selber zumuten lassen wollten. Ich persönlich engagiere mich zukünftig sehr für die Ausgrenzung, denn die integrativen Konzepte berücksichtigen ausschließlich die Situation der dementen, nicht aber die unzumutbaren Lebensbedingungen der geistig regen Pflegebedürftigen im Heim.

## BAULICHE AUSGESTALTUNG

Nach den oben dargelegten Argumenten wäre eine separate Einrichtung für demente alte Menschen von großem Gewinn. Folgende Überlegungen sollen dazu beitragen, beim Bau eines neu konzipierten Gerontopsychiatrischen Pflegeheims eine wünschenswerte Ausgestaltung zu finden:

a) Der Bewohner wünscht sich

- ein Einzelzimmer mit Dusche und WC zur Aufrechterhaltung seines Intimbereichs,
- eine behagliche Wohnatmosphäre mit viel Tageslicht und Farbe,
- Platz für eigene Möbelstücke, um sich "daheim" fühlen zu können,
- wegen der Überschaubarkeit kleine Gruppengrößen,
- für die leichtere Orientierung keine winkligen und dunklen Fluren,
- ausreichende Bewegungsmöglichkeiten im Haus, um sich nicht allzu eingeengt zu fühlen, und
- eine Kapelle oder einen Meditationsraum, denn die Atmosphäre - womöglich mit Orgelmusik - strahlt eine große Ruhe auf die Bewohner aus.

b) Das Pflegepersonal wünscht sich

- einen leicht überschaubaren Wohnbereich wegen der Aufsichtspflicht
- zwei Eßbereiche, einen für die mit besseren Eßmanieren und einen für die total Dementen sowie genügend Platz für Rollstuhlfahrer,
- die Küche soll dem Eßbereich zugeordnet sein,
- Platz für lebenspraktische Beschäftigungsmöglichkeiten im Wohnbereich wie z.B. Spülen, Kartoffeln schälen, Tischdecken,
- einen Aufenthaltsraum bei der Nachtwache, damit die Tag-Nacht-Desorientierten unter Aufsicht sind,
- keine Duschwannen in der Dusche wegen der unnötigen Hürden,
- einen gemütlichen Aufenthaltsraum für die Mitarbeiter.

c) Die Heimleitung wünscht sich
- ein rollstuhlgerechtes Gebäude,
- einen überdachten Innenhof, damit die Verwirrten genügend Auslaufmöglichkeiten haben,
- genügend Flächen für Feste und Feiern,
- ausreichend Abstellflächen in den Wohnbereichen,
- eine gut funktionierende Lüftungsanlage wegen der oft starken Geruchsbelästigung durch Inkontinenz,
- eine Fußbodenheizung in den Bädern und im Aufenthaltsbereich, weil die alten Menschen ständig kalte Füße haben,
- keine Teppichböden wegen der Reinigung,
- gut gesicherte Treppenaufgänge und Kippfenster in den Zimmern wegen der Weglauftendenz von Dementen,
- die Vermeidung des Eindrucks einer "geschlossenen Einrichtung"

d) Die Angehörigen wünschen sich
- eine regionale Versorgung, d.h. eine gemeindenahe Lage, die mit öffentlichen Verkehrsmitteln leicht erreichbar ist.

**Alternativen - Perspektiven**

Pflegebedürftige werden in erster Linie durch Familienmitglieder, ambulante Dienste oder in Pflegeheimen bzw. Pflegestationen versorgt. Heime, so meine ich, werden für eine Anzahl alter Menschen, vor allem alleinstehender mit großer Hilfebedürftigkeit, auch in Zukunft erforderlich sein. Es ist aber dringend notwendig, diese menschenwürdiger zu gestalten, sie so zu konzipieren, daß sie nicht für die Bewohner Einschränkung der persönlichen Freiheit durch entmündigende Heimordnungen bedeuten, der Tagesablauf sollte nicht durch Organisations'zwänge' bestimmt sein, sie dürften nicht, wie es besonders alte Pflege-Institutionen tun, traditionellen Verwahranstalten ähneln.[75] Denn "die Forderung nach Rehabilitation, nach 'aktivierender Pflege' des leidenden, des chronisch kranken, des sterbenden alten Menschen ergibt

70

sich aus den Einsichten der modernen Altersforschung: Zur Würde des Menschen gehört es, sein Leben bis zum letzten Tag mitzugestalten, alle seelischen, körperlichen und geistigen Fähigkeiten zu nützen, um auch an Gebrechlichkeit, Krankheit und Tod 'beteiligt' zu bleiben."[76]

Diese Forderung setzt aber m.E. nicht nur genügend Pflegepersonal und eine Reduzierung der Heimbewohner in den Institutionen auf eine überschaubare Anzahl voraus, was natürlich eine Kostenfrage darstellt, sondern auch von Heimleitung und Mitarbeitern Umdenken, Beweglichkeit, Geduld, Toleranz und viel guten Willen. Um das zu erreichen, müßten menschlichere Arbeitsbedingungen, Weiterbildung und Aufklärung über Krankheit als psychosozialen Prozeß gewährleistet werden.[77]

# Die Tagespflege

Die Zahl der alten und hochbetagten Menschen nimmt mehr und mehr zu. Da mit steigendem Alter auch das Risiko der Hilfsbedürftigkeit wächst, stehen immer mehr alte Menschen vor der Frage, wie und wo sie im Fall zunehmender Pflegebedürftigkeit leben und woher sie die benötigte Hilfe bekommen können. Dort, wo eine ambulante Versorgung zu Hause wegen des zu lückenhaften Netzes ambulanter Dienste nicht möglich war, blieb bisher nur die Unterbringung in einem Pflegeheim. Falls aus irgendwelchen Gründen, z.B. Erwerbstätigkeit der Pflegeperson, eine Betreuung des alten Menschen zu Hause nicht gewährleistet sein kann, eine Heimeinweisung jedoch nicht erwünscht ist, besteht seit wenigen Jahren die Alternative einer Tagespflegeheimunterbringung, über die aber bisher wenig publiziert wurde. Diese Tagespflegeheime sind m.E. jedoch nur für eine geringe Anzahl von Pflegebedürftigen geeignet, da die alten Menschen durch den ständigen Wechsel der Umgebung und der Bezugspersonen sowie des Transportes zum Zielort und abends wieder nach Hause einer hohen Belastung ausgesetzt sind, die sicher nicht von allen verkraftet werden kann. Die Gefahr, daß die Kontinuität des Aufenthaltes der Gepflegten an den Wochentagen und somit beispielsweise das regelmäßige Nachkommen einer Erwerbstätigkeit der Pflegenden nicht sichergestellt ist, zieht meiner Meinung nach einen großen psychischen Druck für die Beteiligten nach sich.

## Die Leistungen der Tagespflege

Das Angebot der Tagesstätte liegt in einer zeitlich begrenzten Versorgung (z.B. von 8.00 Uhr bis 17.00 Uhr) von pflegebedürftigen alten Menschen. Dies können sowohl verwirrte als auch nichtverwirrte Pflegebedürftige sein. Schwerstpflegebedürftige, bettlägrige, akut suchtkranke und aggressive Menschen können allerdings in einer solchen Tagesstätte nicht versorgt werden. Die Abend-, Wochenend- und Ferienversorgung muß durch Angehörige oder Hilfsdienste sichergestellt werden können.

"Das Leistungsspektrum der Tagespflege soll folgende Elemente umfassen:

- Hol- und Bringdienste,
- Mahlzeiten,
- pflegerische Versorgung,
- Beschäftigungsangebote (Ergotherapie etc.) und kommunikative Anregungen,
- therapeutische und rehabilitative Leistungen,
- Beratung der Besucher und ihrer Angehörigen." [78]

Einige der Besucher werden von einem Transportdienst jeden Morgen abgeholt und am Abend wieder nach Hause gefahren, andere von Angehörigen gebracht. Neben der medizinischen Versorgung und Körperpflege durch Mitarbeiter der örtlichen Sozialstation erhalten sie hilfreiche Unterstützung, indem sie vorhandene Fähigkeiten trainieren und verlorengegangene wieder neu einüben. Die Betreuer orientieren sich an den individuellen lebenspraktischen Interessen des Besuchers und kochen, backen, nähen, stricken, gehen einkaufen und in der Umgebung spazieren, werken und feiern Feste mit ihnen. Der Tagesablauf gibt einen festen Zeitrahmen vor, der dem Besucher hilft, sich leichter zurechtzufinden.

Gerade bei neu hinzukommenden Gästen kann ein gezieltes Tagesprogramm die Integration in die Gruppe erleichtern und so einer eventuell auftretenden stärkeren Verwirrung entgegenwirken. Ganz wichtig ist bei neuen Besuchern, daß sich ein Zugehörigkeitsgefühl und Vertrauen entwickelt. Alleinstehende erleben durch die Tagesstätte eine Abwechslung und das Gefühl, sozial integriert zu sein und der drohenden Vereinsamung entgehen zu können.

Die räumliche Abwechslung von Tag- und Nachtunterbringung, die Rückkehr ins Zuhause sowie die erwünschten Absprachen von Angehörigen und Mitarbeitern der Tagesstätte können dem alten Menschen das Gefühl des Umsorgtseins, des Willkommens und des Angenommenseins vermitteln. Indem er zwischen der Tagesstätte und der Wohnung hin- und hergefahren wird, erlebt er einen Tagesrhythmus, der seinem früheren Alltag ähnlich ist.

## Angehörigenarbeit

"Die Entlastung von Angehörigen erfordert eine differenzierte Betrachtung der häus-lichen Situation, je nachdem, wer die Hauptbetreuungs- bzw. Pflegeperson ist."[79] Es ist davon auszugehen, daß die Betreuung und Versorgung von Pflegebe-dürftigen Jahre andauern kann. Dies führt bei den pflegenden Angehörigen mehr und mehr zur Überforderung und Überlastung, die - sollte der Pflegebedürftige nicht in ein Heim gegeben werden - mit Hilfe einer Tagesstätte gemindert werden kann. Au-ßerdem trägt eine frühzeitige Entlastung pflegender Angehöriger dazu bei, die Pfle-gebereitschaft zu erhalten und eine etwaige Heimunterbringung zu verhindern oder hinauszuzögern.

"Neben den auf die Person des Besuchers bezogenen Zielen der Tagespflege ist eine Erhöhung des Freiheitsspielraums pflegender Personen angestrebt. Inwieweit tat-sächlich jedoch eine wesentliche Entlastung für die pflegenden Personen eintritt, hängt von einer Reihe individueller Voraussetzungen sowohl von den Besuchern als auch bei den pflegenden Angehörigen sowie von den sonstigen Rahmenbedingungen ab wie Familienzusammenhang bzw. -zusammenarbeit, Wohnsituation, Zusammen-arbeit mit ambulanten Diensten, Entfernung zur Tagesstätte bzw. Transport-möglichkeiten usw."[80] U.U. kann eine unterbrochene berufliche Tätigkeit erneut aufgenommen werden, der Pflegende kann sich wieder mehr der eigenen Familien widmen oder er kann diversen Besorgungen ohne 'Gewissensbisse' nachgehen.

Es ist dabei äußerst wichtig, daß die Tagesstätte in den Verbund bereits vorhande-ner Dienste integriert ist. Die medizinische Versorgung kann z.B. durch die Sozial-station erfolgen, und die Hauptmahlzeiten können durch die Einrichtung wie "Essen auf Rädern" abgedeckt werden. Weitere Kontakte - beispielsweise zu den Ärzten, den Altersheimen und Pfarrgemeinden - stellen eine relevante Ergänzung dar.

Erfahrungsbeispiele zeigen, daß sich die Besucher schwertun, sich in die neue Um-gebung, inmitten einer Gruppe fremder Menschen, einzugewöhnen. Manche sind über Jahre hinweg alleine in einer Wohnung oder in einem Zimmer gewesen und müssen erst wieder partiell lernen, in einer Gemeinschaft zu leben. Ein sog. Probe-besuchen ist unumgänglich und für den Besuch der Tagesstätte entscheidend. Den

Angehörigen muß das freiwillige Kommen des Besuchers wichtig sein, da nach der Eingewöhnungszeit der tägliche Besuch oft von Emotionen wie Langeweile und Überdruß geprägt ist.

Die Beratung und Begleitung der pflegenden Angehörigen erfolgt durch einen Sozialarbeiter oder Sozialpädagogen. Er berät sie im Umgang mit dem Pflegebedürftigen, zeigt die vorhandenen Hilfsmöglichkeiten auf und koordiniert sie.

**Das Raumkonzept**

Wichtige räumliche Voraussetzungen bei der Errichtung einer Tagesstätte sind:
- Der Standort der Tagesstätte sollte gemeindenah, zentral gelegen, wenn möglich ebenerdig sein und einen Garten haben,
- die Tagesstätte sollte eine überschaubare Größe mit maximal 20 Plätzen haben, damit eine sinnvolle Gruppenbildung möglich ist,
- das Bad sollte eine freie und von drei Seiten zugängliche Badewanne haben sowie eine behindertengerechte Dusche,
- die Küche sollte so groß und so gestaltet sein, daß die Besucher der Tagesstätte - einschließlich Rollstuhlfahrer - sich an den Tätigkeiten dort auch beteiligen können,
- für die Mittagsruhe sollte ein Ruheraum mit Liegemöglichkeiten und Ruhesesseln vorhanden sein,
- die Tagesstätte sollte in der personellen Ausstattung mit Altenpflegepersonal, Teilzeitkräften für den hauswirtschaftlichen Bereich besetzt sein und von einem Sozialarbeiter begleitet werden.

"Es liegen für das Land Baden-Württemberg, in dem die Tagespflege in die Landesförderung einbezogen ist, Orientierungswerte vor, die jedoch für relativ anspruchsvolle (Neubau-) Vorhaben gelten. Danach sind pro Platz 27,5 qm vorgesehen."[81] Diese Werte werden einer finanziellen Förderung zugrundegelegt.

## Alternativen - Perspektiven

"Tagespflegeeinrichtungen sind teilstationäre Einrichtungen im Sinne des Paragraphen 100 Absatz 1 Bundessozialhilfegesetz. Für den aufzunehmenden Personenkreis ist der überörtliche Träger der Sozialhilfe zuständig."[82]

Der Aufbau von Tagesstätten wird in Zukunft essentiell durch die Kosten und deren Finanzierung determiniert werden. Sind die Tagessätze ähnlich hoch wie bei Heimen, dann wird die Entscheidung selten für die Tagesstätte fallen. Steigen jedoch eines Tages die Heimkosten, dann wird die Tagesstätte als ein ergänzendes und alternatives Angebot zur Heimunterbringung gesellschaftlich - und auch für den Kostenträger - interessant und kongruent sein.

"Es sollte von Anfang an deutlich gemacht werden, daß die Leistung Tagespflege eine anspruchsvolle soziale Dienstleistung ist, die nicht billig sein kann."[83]

# Möglichkeiten und Grenzen der Interventionsgerontologie

Der Begriff "Interventionsgerontologie" wurde 1973 von P. Baltes entwickelt und beinhaltet zum einen die Beschreibung und Erklärung von Altern und zum andern das Interesse, Alterungsvorgänge zu verändern. Die Interventionsgerontologie möchte nicht erst "rehabilitieren", sondern durch rechtzeitig einsetzende Interventionsmaßnahmen einem Abbau vorbeugen und erreichen, daß Rehabilitationsmaßnahmen nicht so oft nötig werden. [84]

### Ziele und Methoden der Interventionsgerontologie

"Ich bin jetzt 80 Jahre alt, habe mein ganzes Leben lang gearbeitet und will nun endlich meine Ruhe haben."

"Sie sind doch dazu da und werden auch dafür bezahlt, daß Sie mir helfen. Ich habe mein Leben lang Beiträge zur Krankenkasse bezahlt und will nun auch einmal etwas davon haben."

Es gibt wohl keine Pflegeperson im Bereich der stationären Altenhilfe, der in ihren Bemühungen um eine aktivierende, ganzheitliche Pflege nicht schon solche oder ähnliche Reaktionen begegneten, teils deutlich und unmißverständlich artikuliert, teils - wenn die Verwirrten zu verbalen Reaktionen nicht mehr in der Lage waren oder wenn sie den Sinn aktivierender Bemühungen nicht mehr erfassen konnten, in Form einer stummen Aversion zum Ausdruck gebracht.

Beobachtbar ist hierbei, je nach Toleranz aufgrund vorausgegangener Belastungen, eine abgestufte Hierarchie von Gegenreaktionen:[85]

Der Pflegende zeigt Verständnis für das Verweigerungsverhalten und versucht, den Dementen davon zu überzeugen, daß er letztlich doch nicht in erster Linie oder überhaupt nicht ihm, sondern sich selbst dient, wenn er sich dem Interventionsprogramm stellt.

- Er appelliert an seinen Stolz und verweist ihn an seinen Nachbarn, der sich doch auch bemühe.
- Er wird ärgerlich und überläßt den Pflegebedürftigen seinem Willen und damit häufig auch seiner tatsächlichen Hilflosigkeit, oder
- er resigniert und macht ihn zum Pflegeobjekt, wobei er ihn in seinen regressiven Tendenzen bestärkt.

Diese Erfahrung zeigt, daß es einer starken Motivation zur Umsetzung der Interventionsgerontologie bedarf, wenn man nicht Gefahr laufen will, entweder bald ganz zu resignieren oder stufenweise Abstriche zu machen, bis sich das ursprüngliche Ziel in eine Karikatur verkehrt hat.[86]

*ZIELE DER INTERVENTIONSGERONTOLOGIE*

Worum geht es in der Interventionsgerontologie, warum machen wir sie neben der medikamentös-apparativen Therapie und der Arbeit mit pflegenden Angehörigen und Heimen zur dritten tragenden Säule unserer Therapie?[87]

Jede Institution, deren Aufgabe die Versorgung von Alterspatienten ist, wird ihre Zielschwerpunkte individuell zu formulieren haben - je nachdem, welche Krankheitsbilder dominieren, welche Erwartungen und Forderungen an sie gerichtet werden und von welchen organisatorischen und personellen Möglichkeiten sie determiniert sind.

Die nun folgenden Ziele lassen sich in Anlehnung an die von *Baltes* formulierten Schwerpunkte in vier Bereiche gliedern:

*Vorbeugung, die sog. Geroprophylaxe*

Prävention hat früh zu beginnen und ist ein immerwährender Prozeß. Versäumnisse können nur selten nachgeholt werden. Das Bewußtsein eines gesundheitsgefährdenden Lebensstils ist dem Pflegebedürftigen kaum zu vermitteln, solange die Krankheitsentwicklung verdeckt verläuft und er keine Schmerzen verspürt und in seinen Möglichkeiten nicht beeinträchtigt ist. Eine relevante Aufgabe, die wir häufig ausschließlich noch wahrnehmen können, besteht darin, pflegende Angehörige zu informieren und sie von Fehlern, die sie bisher in Unkenntnis der Folgen begangen haben, abzubringen. Die Vermeidung von schädlichen Gewohnheiten, etwa in der Ernährung, könnte eine Maßnahme der Geroprophylaxe sein.[88]

*Schaffung günstiger Entwicklungsbedingungen*

Auch diese Aufgabe kann leider nur in einem ganz begrenzten Umfang wahrgenommen werden, denn die Wohnverhältnisse und die familiären Konstellationen entziehen sich einem therapeutischen Zugriff.

*Rehabilitation*

Der Rehabilitationsgedanke hat in der Gerontopsychiatrie noch immer gegen das sich hartnäckig behauptende Defizit-Modell[89] zu kämpfen, das von einem zwangsläufigen und unaufhaltsamen physischen und kognitiven Abbau im Alter ausgeht und die Fähigkeit alter Menschen, erlernte Funktionen zu stabilisieren und Neues dazuzulernen, verneint. Ebenso muß auch die Vorstellung ausgeräumt werden, Alter bedeute fundamental Sichausruhen und Passivität. Die Rehabilitationsbemühungen können sich nicht zum Ziel setzen, sämtliche bereits eingetretene Schäden rückgängig zu machen - ein unrealistisches Ziel auch unter optimalen Therapiebedingungen - sondern sie zielen auf eine Senkung des Pflegegrades auf ein Niveau ab, das die Rückkehr in das bisherige Milieu möglich macht (auch dieses Ziel kann nicht in allen Fällen erreicht werden).

Viele Hilfebedürftige kommen ins Heim, weil sie an einem ganz konkreten Problem gescheitert sind. Das können Weglauftendenzen bei bestehender Verwirrtheit sein oder nächtliche Unruhe, die den familiären Rhythmus störte, oder massive Inkontinenz, um nur einige Beispiele zu nennen. Häufig kann die Haushaltsführung nicht mehr bewältigt werden, oder es besteht die Gefahr unwirtschaftlicher Verhaltensweisen (Verschwendung von Eigentum), und innerfamiliäre Aushilfssysteme stehen nicht zur Verfügung. In solchen Fällen ergeben sich die Pflegeziele aus dem Alltag. Bei der Prüfung der Wünsche und Erwartungen vieler Angehöriger muß jedoch immer wieder festgestellt werden, daß völlig unrealistische Forderungen an die Therapeuten gerichtet werden. Neben vielen Beispielen, in denen tatsächlich nicht mehr entscheidend geholfen werden kann, gibt es aber auch Erfolge.

Verwirrtheitszustände verschwinden häufig[90], wenn eine ihrer Entstehungsbedingungen, nämlich unzureichende Flüssigkeitszufuhr, beseitigt werden kann. Konsequentes Blasentraining, über Wochen hinweg praktiziert, vermag zuweilen wieder zu kontrollierten Ausscheidungen zu führen. Soziale Isolation hat nicht selten ihre Ursache im Nachlassen der Sinnesfunktionen, vor allem des Sehens und Hörens. Eine dem neuesten Stand angepaßte Brille oder ein Hörgerät können in vielen Fällen neben kontinuierlichem Wahrnehmungstraining wieder zur Anteilnahme an sozialer Gemeinschaft verhelfen. Lebenspraktische Fähigkeiten innerhalb und außerhalb der Wohnung können durch permanente Übungsreihen wieder ganz oder teilweise erlernt werden. Es ist leider immer noch nicht die Regel, die noch vorhandenen Funktionsreserven und Entwicklungspotentiale diagnostisch zu erheben und im Sinne der Lebensbewältigung zu trainieren.

## METHODEN DER INTERVENTIONSGERONTOLOGIE

Die Methoden der Interventionsgerontologie sprechen den physischen, den psychischen und den sozialen Bereich des Pflegebedürftigen an. Im körperlichen Bereich sind es neben der Grund- und Behandlungspflege vor allem prophylaktische Maßnahmen, daneben Gymnastik- und Koordinationsübungen, Wahrnehmungstraining, Physikalische Therapie, im psychischen Bereich nehmen das Realitätsorientierungstraining und die Verbesserung kognitiver Funktionen einen breiten Schwerpunkt ein, während es im sozialen Bereich vor allem gilt, neue Lebensmotivation zu schaffen, die Kontakt- und Gemeinschaftsfähigkeit zu optimieren und die gewachsenen sozialen Beziehungen zu manifestieren. Ursula Lehr spricht von Interventionsstrategien[91] und nennt Revitalisierung, Resensibilisierung, Resozialisierung, Remotivation, Selbsthilfetherapie, Milieutherapie und Verstärkungslernen als Ziele.


**Die Realisierung des Interventionsprogramms**


## INDIVIDUELLES TRAININGSPROGRAMM

Bei aller Respektierung der Persönlichkeit des Hilfebedürftigen und seines Selbstbestimmungsrechtes wird große Mühe darauf verwandt, ihn in ein individuelles Trainingsprogramm einzubinden. Seine Rechte und sein Anspruch auf eine optimale und qualifizierte medizinische und pflegerische Versorgung nimmt er oft nicht unaufgefordert wahr. Hier hat das Pflegepersonal häufig mühsam Motivationsarbeit zu leisten.

Grundlage jeder pflegerischen Arbeit ist eine Pflegeplanung, welche sich wiederum auf die Erfassung des Pflegegrades stützt. Die Pflegeziele lassen sich anhand der ausbaufähigen Funktionsreserven und der zu vermutenden Entwicklungspotentiale formulieren. Zur Feststellung des Pflegegrades werden diverse Erfassungsbögen verwendet. Die Kriterien, die für eine pflegerische Arbeit relevant sind, können aus dem exemplarischen Erfassungsbogen in Anlage 2 (S. 116) ersehen werden.[92] Ein solcher Erfassungsbogen gibt, wie schon erwähnt, klare Auskunft über den Pflegegrad und erlaubt die explizite Formulierung der pflegerischen Aufgaben und Ziele. Er sollte in regelmäßigen Abständen überprüft und dem Verlauf der Krankheitsentwicklung angepaßt werden. Auf diese Weise kann jederzeit festgestellt werden, ob die therapeutischen Maßnahmen greifen. Dieses Verfahren bietet darüber hinaus zwei wesentliche Vorteile:[93]

- Es veranlaßt das Pflegepersonal zu einem zielbewußten und planvollen pflegerischen Vorgehen und erlaubt ein sicheres Urteil über die pflegerische Leistungsfähigkeit einer Station.

- Der Erfassungsbogen bildet eine gute Grundlage für das Gespräch mit pflegenden Angehörigen oder mit Vertretern aufnehmender Heime. Er erlaubt ein abgesichertes Urteil über den pflegerischen Aufwand, der von der nachfolgenden Betreuungsinstitution erbracht werden muß.


*DAS INTERVENTIONSPROGRAMM FÜR DIE GRUPPE*

Das Interventionsprogramm zielt sowohl auf den Einzelnen als auch auf die Gruppe, die eine rationale Umsetzung ermöglicht. Die Teilnahme an dieser Runde ist zwar im Prinzip freiwillig, jedoch kann ein nachhaltiges Auffordern gegenüber entschlußunsicheren Teilnehmern durchaus angebracht sein. Es hat sich gezeigt, daß dieses Programm so lustvoll und fröhlich gestaltet werden kann, daß es sich von selbst empfiehlt und das Fehlen als Versäumnis und Verlust empfunden wird.

Dieses Programm setzt sich wie folgt zusammen:[94]

a) Gymnastik

b) Realitätsorientierungstraining

c) Wahrnehmungs- und Resensibilisierungstraining

d) Das musische Programm am Nachmittag

e) Das Abendprogramm mit Gedichten, Erzählungen, Geschichten etc.

f) Beschäftigungstherapie

g) Praktische Mitarbeit des Teilnehmers, z.b. beim Saubermachen, Wäsche bügeln, Kochen, Spülen usw.

## Grenzen der Umsetzbarkeit des Interventionsprogramms

### GRENZEN - DURCH DIE INSTITUTION GESETZT

Das aus der Sicht des Heimträgers verständliche Ziel einer rationellen, kostengünstigen Pflege und die vom Kostenträger erwartete möglichst billige Aufenthaltsdauer lassen für Experimente, deren Erfolg nicht von vornherein zugesichert werden kann, wenig Raum. So müssen sich die Vertreter der Interventionsgerontologie die personellen und materiellen Voraussetzungen zur Realisierung ihrer Konzeption erstreiten.

Das Interventionstraining[95] verlangt von der Pflegeperson den Mut zum Risiko. Viele Übungselemente schaffen Gefahrensituationen, die auch durch Vorsicht und Umsicht nicht vollständig auszuschließen sind. Treppensteigen läßt sich nicht theoretisch, sondern nur auf der Treppe üben, und in der Küche kann man sich im wörtlichen Sinne die Finger verbrennen. Bei Unfällen riskiert die Pflegeperson immer, daß nicht ihre Bereitschaft zum Eingehen eines kalkulierten Risikos anerkannt wird, sondern daß sie mit Vorwürfen wegen angeblicher Verletzung ihrer Aufsichts- und Fürsorgepflicht konfrontiert wird.

Nichtmedikamentöse Therapien sind im Leistungskatalog der Krankenversicherungsträger nicht klar definiert. Sie werden, zumindest was die Interventionsgerontologie betrifft, sozusagen nebenher praktiziert. Finanziert und somit anerkannt sind nur ärztliche und von Ärzten angeordnete behandlungspflegerische Maßnahmen. Aus diesem Grunde kann der Heimträger das Interventionsprogramm im großen und ganzen nur so weit mittragen als es kostenneutral ist.[96]

Die Zusammensetzung der Teilnehmergruppe wechselt permanent. Dadurch wird ein kontinuierliches, aufbauendes Interventionsprogramm mit der Gruppe außerordentlich erschwert. Die unterschiedlichen Krankheitsbilder und Verläufe machen eine differenzierte, das heißt in Gruppen getrennte Arbeitsweise nötig, die aber oft aus personellen und räumlichen Gründen nicht möglich ist.

## GRENZEN - DURCH DAS PERSONAL GESETZT

Der Dienstplan hat sicherzustellen, daß zu jeder Zeit des Tages und der Nacht ausreichend qualifiziertes pflegerisches Personal zur Verfügung steht, das in der Lage ist, erforderliche Pflege- und Behandlungsmaßnahmen entweder selbst durchzuführen oder zu veranlassen. So ist es unvermeidlich, daß die Realisierung des Interventionsprogramms beim derzeitigen Personalschlüssel weithin vom freiwilligen und zusätzlichen Engagement einiger Pflegekräfte abhängt und es häufig ein reines Spiel des Zufalls bleibt, ob an einem Tag ein Übungsprogramm angesetzt wird oder nicht.[97]

## GRENZEN - DURCH DEN PFLEGEBEDÜRFTIGEN GESETZT

Es ist ein Irrtum, anzunehmen, daß die Hilfebedüftigen die Vorteile der Interventionsgerontologie in ihrer Mehrheit erkennen. Nicht jeder läßt sich gern aus seinem Schaukelstuhldasein aufschrecken. Viele wurden in den Familien und auch in Heimen durch Überversorgung ihrer Chancen beraubt, sich im Rahmen der verbliebenen Fähigkeiten selbst zu versorgen, und verlernten mit der Zeit den letzten Rest ihrer lebenspraktischen Techniken. Mit einer Verwöhnungs- und Anspruchshaltung kommen sie dann ins Heim und erwarten umfassende Bedienung. Pflegebedürftige mit eingeschränkter Kritik- und Urteilsfähigkeit sind häufig nur sehr schwer zu motivieren, sich einem anstrengenden und fordernden Programm zu stellen.[98]

Es gibt auch immer wieder Pflegebedürftige, bei denen die Maßnahmen der Interventionsgerontologie zu spät kommen, auf ein Minimalprogramm beschränkt werden müssen oder einfach wegen des reduzierten Allgemeinzustandes nicht mehr sinnvoll sind und nur eine Quälerei bedeuten würden ohne Aussicht auf Erfolg. Müssen in solchen Fällen, in denen es keine therapeutischen Pläne mehr zu entwerfen gibt, unsere pflegerischen Bemühungen als erfolglos oder gar als sinnlos bezeichnet werden? Ich glaube daran nicht. Es kann allein schon eine legitime und auch lohnende Aufgabe sein, pflegende Angehörige für einige Wochen von ihren Pflichten zu entlasten und dem Hilfebedürftigen ganz einfach Betreuung und Versorgung zu bieten. Und wenn ein therapeutischer Erfolg nicht mehr möglich ist, dann gilt immer noch die alte Tugend, nach der Pflege auch dann noch einen Sinn hat, wenn es nur noch darum gehen kann, Leiden zu lindern oder wenigstens erträglich zu machen. Die Interventionsgerontologie ist gut beraten, bei allen Erfolgen auch ihre Grenzen anzuerkennen: Die letzte irdische Wegstrecke, auf der es kein Zurück mehr gibt, kann auch sie einem Menschen nicht ersparen. Allerdings wird sie auch auf dieser Strecke ihren eigenen Beistand zuleisten haben.[99]

# Selbsthilfe alter Menschen zwischen Geselligkeit, neuen Altersrollen und politischer Partizipation

Obwohl mein zentrales Interesse den Dementen gilt, ist es mir im Gesamtzusammenhang ein Anliegen, Selbsthilfeinitiativen für ältere Menschen aufzuzeigen. Ohne diese Altenselbsthilfegruppen wäre unsere Gesellschaft um ein wichtiges Beziehungsgefüge ärmer.

## Die organisierte Altenselbsthilfe

Die Hauptprobleme, die in organisierter Altenselbsthilfe angegangen werden, sind altersspezifische Verluste an Lebenssinn und sozialer Interaktion. Dennoch reicht der Mangel allein nicht aus, um Selbsthilfe zu realisieren. Handlungsfähigkeit ist ebenso Voraussetzung. Das Hauptziel und der Hauptinhalt organisierter Altenselbsthilfe bestehen darin, Gemeinsamkeiten mit Menschen herzustellen, die von ähnlichen Problemen betroffen sind und sie auf ähnliche Weise lösen möchten.[100] Unabängig von der jeweiligen Zielsetzung einzelner Gruppen sind die Bedürfnisse der Mitglieder nach Kontakt und Gespräch entscheidend für die Gruppenaktivität und für den Gruppenzusammenhalt. Die harten, durch existentielle Not bedingten Problemlagen stehen nicht im Vordergrund der Altenselbsthilfebewegung.[101] Altenselbsthilfe berührt nicht die Gesamtheit der Älteren. Die Mitglieder stammen vor allem aus der Mittelschicht. Typisches Reservoir sind Frührentner und alleinstehende Frauen der Gruppe "Junge Alte". Die durch materielle Not und gesundheitliche Beeinträchtigungen stark Betroffenen bleiben eher ausgeschlossen.[102]

Zur Gruppenbildung von Altenselbsthilfeinitiativen bedarf es eines materiellen (z.B. gemeinsame Tätigkeit), eines ideologischen (Ziele, Feindbilder) und eines personalen Kristallisationspunktes (in der Regel heute noch die Gründungspersönlichkeiten).[103] Die Gruppengründer spielen in Altenselbsthilfegruppen eine auffallend wichtige Rolle. Eine zentrale Person bildet meist die Gruppenmitte, steht für die Gemeinsamkeit der Gruppe, ist als Vorbild wirksam. Stärker als in anderen Gruppen scheint formelle und informelle Führerschaft in einer patriarchalischen Person vereint, die gleichzeitig Strenge und Wärme ausstrahlt. Selbst in Fällen, in denen die Ziele der Gruppe (z.B. Geselligkeit) und der Führerschaft (z.b. politische Aktion) auseinanderfallen, kann die Gruppe stabil bleiben, sofern Leitung und Basis sich in ihren Bedürfnissen und Fähigkeiten ergänzen. Die der zentralen Person durch die Gruppenmitglieder zugewiesene Rolle entspricht häufig ihrem stark ausgeprägten Engagement. Sie wird gestützt durch ein stark ausgeprägtes Harmoniestreben. Kontroverse Themen und Gegensätze werden oft ausgeklammert. Gleichzeitig wird die persönliche Zuwendung und Verbundenheit der Gruppenmitglieder betont.[104]

Das wichtigste Unterscheidungsmerkmal der Mitglieder von Altenselbsthilfegruppen gegenüber den Adressaten professioneller Altenhilfe liegt darin, daß sie sich eher als Produzenten von Leistungen/Angeboten sehen denn als deren Konsumenten, auch wenn das, was sie faktisch tun, nahezu deckungsgleich mit Aktivitäten der traditionellen Altenhilfe erscheinen mag. Dies ist besonders deutlich bei jenen Initiativen, die das Zusammensein, Sich-Treffen, Zusammen-Feiern besonders stark betonen. Die Übergänge dieser Aktivitäten zu verstärkten sozialen Kontakten nach außen (z.B. Treffen mit anderen Gruppen, Besuche in Heimen, Organisation von Bazaren etc.) oder zur Übernahme von Aufgaben, Diensten und Angeboten für die Umwelt sind fließend. Entscheidend ist, daß die Gruppen die Inhalte ihres Tuns selbst bestimmen und sich auch ihre Rahmenbedingungen selbst schaffen.

Eine besondere Gruppe der Selbsthilfeinitiativen bilden jene, die altruistisch orientiert sind.[105] Allerdings nehmen auch sie Ältere, die unter besonders schwierigen materiellen Bedingungen leben, ein niedriges Bildungsniveau haben und die in ihrem Aktivitätsspielraum spürbar eingeschränkt sind, meist nicht als Mitglieder auf, sondern wählen sie als Klientel. Die Hilfeleistung an Gleichaltrigen und Älteren ist ein Mittel, um sich indirekt selbst eine altersbezogene Hilfe zu verschaffen. Die eigenen Anliegen und Bedürfnisse stehen also im Vordergrund. Damit ist eine Barriere zur organisierten, professionellen Altenhilfe aufgebaut. Jedoch spielt auch für diese

Gruppierungen ihre Stellung zum institutionellen System eine grundsätzliche Rolle. Sie sind fast immer systemkonform und kooperationswillig,[106] wenn auch nicht ohne weiteres bereit, unbezahlte Leistungen für das öffentliche Hilfesystem auf Weisung zu erbringen. Oftmals gewünscht ist mehr Anerkennung; der Mangel an Kooperationsmöglichkeiten, die den Gruppen ihre Eigenständigkeit belassen, wird beklagt.[107] Für das soziale Hilfesystem sind diese altruistischen Gruppen wichtig, da sie ein Klientel erreichen können, an die professionelle Hilfe oft nicht herankommt.

Politische Altenselbsthilfeinitiativen haben in der Regel mit erheblichen Schwierigkeiten zu kämpfen.[108] Ihre Aktivität und Durchschlagskraft wird gehemmt durch die geringe Bereitschaft der Älteren, politisch aktiv zu werden. Die unterschiedliche Lebenslage alter Menschen bietet zudem keine Basis für einheitliche politische Interessen. Ein hohes Maß an Zufriedenheit mit dem Bestehenden und/oder Resignation ist für viele Ältere kennzeichnend. Dennoch: es gibt überregionale politische Interessenorganisationen alter Menschen in der Bundesrepublik, wenn auch mit sehr unterschiedlichem Selbstverständnis. Die einen verstehen sich als eine Bewegung gegen das Establishment, sie klagen öffentlich unzureichende Lebensumstände älterer Menschen und Mißstände in Einrichtungen der Altenhilfe an. Positive Wirkungen können durch die Mobilisierung öffentlicher Meinung mit Hilfe der Medien erzielt werden. Dies schlägt jedoch ins Negative um, wenn die Notlagen der unmittelbar Betroffenen über deren Köpfe hinweg nur als Mittel der öffentlichen Auseinandersetzung betrachtet oder wenn in taktischer Absicht Ängste geschürt werden. Andere Interessenorganisationen arbeiten in herkömmlicher Weise in den Freien Wohlfahrtsverbänden mit oder sind Teil standespolitischer Organisationen. Die Gefahr einer Entfernung der Leitung von der Mitgliederbasis ist mit wachsendem Organisationsaufwand gegeben. Die Zentralisierung der Entscheidungsbefugnisse[109] in Spitzengremien mag die Effizienz nach außen erhöhen, kann jedoch gleichzeitig die Effektivität für die Mitglieder im Sinne ursprünglich angestrebter Ziele (Familie, Geselligkeit, Gemeinschaftsgeist) fraglich machen.

Es fällt schwer, Seniorenbeiräte, die auf kommunaler und Landesebene zur Vertretung der Interessen älterer Menschen eingerichtet wurden, der Selbsthilfe zuzuordnen. Sie sind in den organisatorischen Rahmen der Parlamente und Sozialverwaltungen gestellt, bei denen auch die Definitionsmacht - bezogen auf die Aufgabenstellung - und die Ausführungsmacht - bezogen auf die gestellten Forderungen und deren Realisierung - liegt. Der Anspruch auf Vertretung aller älteren Einwohner durch demokratische Wahlverfahren und eine ausreichende Beteiligung Älterer bei der Stimmabgabe ist bisher erst in wenigen Fällen ansatzweise legitimiert.

In der Altenselbsthilfe geht es weniger um Selbstveränderung als um Selbstbewahrung, weniger um soziale Innovation als um soziale Restauration.[110] Eine Verknüpfung von Selbstveränderung und Sozialveränderung wird kaum angestrebt. Selbsthilfe wird überwiegend als Ergänzung und nur in einem sehr engen Bereich als Alternative zum verbandlichen/staatlichen Hilfeangebot verstanden. Sie tritt in den Nischen auf, die die traditionelle Altenarbeit/Altenhilfe nicht zu erreichen vermag. Gefährlich erscheint die Annahme, ein Abbau wohlfahrtsstaatlicher Leistungen könne durch den Ausbau der Selbsthilfe auch nur teilweise ersetzt werden. Wo es keine Konkurrenz, sondern Andersartigkeit gibt, ist eine Substitution nicht wahrscheinlich. Selbsthilfe läßt sich nirgends, auch nicht in Altenselbsthilfegruppen, erzwingen - sie kann nur allzu leicht erstickt werden.[111]

# Anthropologische Überlegungen

Die Demenz ist ein Spezialfall in einem Alterungsprozeß, der aber insgesamt in das Verständnis von Altern eingebracht werden muß. Deshalb beschäftigen sich die anthropologischen Überlegungen zunächst mit dem Altern überhaupt.

Der Prozeß des Alterns ist durch viele Ursachen bedingt. So finden sich im biologischen Bereich zahlreiche Vorgänge, die mit dem Altern des Organismus in Verbindung gebracht werden können. Daher können diese einzelnen biologischen Altersvorgänge zu unterschiedlichen Zeitpunkten einsetzen und mit unterschiedlicher Geschwindigkeit ablaufen.[112]

Der Begriff "Altern" hat viele Bedeutungen. Man spricht vom Altern von Individuen und jenem von Völkern und Staaten. In bezug auf gesellschaftliche Systeme bildet das Erreichen eines wie auch immer festgesetzten Lebensalters bei einem größeren Anteil der Bevölkerung das Kriterium, während für den Beginn des individuellen Alterns weniger eindeutige Markierungen vorliegen. Altern heißt demzufolge nach *Thomae* Leben in einer Situation, welche gleichsam die Summe einer individuellen Existenz zieht, während sie gleichzeitig schon durch Umstrukturierungen, Deformierungen und soziologisch wie schicksalhaft bedingte Umweltveränderungen alles, was in dieser Existenz beschlossen lag, in Frage stellt.[113]

## Verschiedene Theorien über das Altern

Neben vielen Modellen und Theorien hat Allen R. Utke acht favorisierte Erklärungsansätze in seinem Buch "Der Bioschock" zusammengestellt, die helfen sollen, ein Bild von der Verwirrung und Komplexität auf dem Gebiet der Gerontologie zu vermitteln:

1) Die Theorie der "biologischen Vergehen" besagt, daß eine Reihe verschiedener schwerer Vergehen am Körper, z.B. schlechte Eßgewohnheiten, mangelnde Bewegung, Rauchen, Trinken etc., den Körper ermüden lassen.[114]

93

2) Die Eßtheorie glaubt, daß die Aufnahme zu vieler Kalorien und die daraus resultierende Fettleibigkeit untrennbar mit Altern und einer verkürzten Lebenserwartung verbunden sind, während ein geringfügiges Untergewicht die Lebenserwartung verlängert.[115]

3) Die Hormontheorie sagt aus, daß durch eine verminderte Hormonabgabe jenseits des vierzigsten Lebensjahres der Alterungsprozeß schnell vorangeht. Modernere Forscher weisen neuerdings darauf hin, daß das Gehirn der Schrittmacher des Alterns ist.[116]

4) Nach der Spurenelementen-Theorie löst die Konzentration bestimmter Metalle im Körper, wie Eisen und Kupfer, mit den Jahren ein zellulares Altern auf bisher noch unbekannte Weise aus.[117]

5) Die Theorie der "freien Radikalen" wurde von Dale Harmon (Nebraska) aufgestellt und besagt, daß in unserem Körper extrem reaktionsfreudige Molekülfragmente entstehen, wenn eine chemische Bindung in einem stabilen Molekül zerbricht. Obwohl die Lebensdauer dieser freien Radikalen sehr begrenzt ist, können sie die chemische Zusammensetzung normaler Zellen angreifen und den Organismus dadurch altern lassen.[118]

6) Nach der Theorie des "vorprogrammierten Todes" haben wir in unserer Erbsubstanz nicht nur einen Code des Lebens gespeichert, sondern auch einen Code des Alterns und Sterbens.[119]

7) Die Zellzerstörungstheorie besagt, daß das Erbgut in der Zelle nach und nach durcheinandergebracht wird und die Zelle ihre Arbeit immer schlechter verrichtet, so daß der Mensch altert und schließlich stirbt.[120]

8) Die Ursache des Altern findet sich nach der "cross-linking"- (Quervernetzungs-) Theorie in den immer häufigeren unerwünschten Quervernetzungen zwischen Proteinmolekülen und / oder Nukleinsäuren. Die cross-linking-Theorie wird zunehmend öfters mit der ständig nachlassenden Flexibilität und der mit dem Alter auftretenden Einschränkung der Funktion des Bindegewebes und der Organe in Verbindung gebracht. Das hat zur Folge, daß sich die Proteine in den Zellen anhäufen, diese blockieren und schließlich zerstören. Übermäßige Strahlenbelastung, Rauchen, Alkohol und andere Belastungen am Körper gelten u.a. als Verursacher des cross-linking.[121]

Die Zivilisation hat dem größten Teil der Menschheit dazu verholfen, aus Unwissenheit, Unterernährung und Elend zu Bildung, zu zumindest relativem Überfluß und zu Körper- und Gesundheitspflege zu gelangen. Daß diese Wandlungen zum Guten gewirkt haben, ist unzweifelhaft. Im Prozeß der Umstrukturierung hat der Mensch indessen auch bestimmte Dinge von unschätzbarem Wert eingebüßt und nicht vermocht, sie neuerlich in seinen Besitz zu bringen. Viele Menschen erfreuen sich nicht mehr jener Gewißheit, im Zentrum eines Universums zu stehen, das eigens um ihretwillen geschaffen wurde, oder der damit verknüpften Sicherheit, daß dieses Universum von einer Macht beherrscht wird, die flehentlich angerufen oder versöhnt werden kann und die für den Menschen, als Individuum wie als Kollektiv, Sorge trägt. Forscher wie Kopernikus und Galilei haben dem Menschen ein neues Weltbild vermittelt und nach den Lehren Darwins entwickelt sich der Mensch noch immer.

## Lebenslauf und Erziehung

Lebenslauf und Erziehung bilden beim Menschen einen speziellen Zusammenhang. Er entsteht in der Lebenserfahrung des Individuums in dem Maße, wie es erzogen wird, und wird ihm bewußt in dem Maße, wie es seine Lebenserfahrung reflektiert.[122] In dieser individuellen Hinsicht gewinnt der Zusammenhang von Lebenslauf und Erziehung seine primäre Bedeutung. Denn was die Erziehung, die einem Menschen während seines Lebenslaufs zuteil wird, für ihn persönlich bedeutet, wird ihm nur im Horizont dieses Lebenslaufs verständlich: nicht erst im Rückblick, sondern schon im mitlaufenden Selbstverständnis.[123] Umgekehrt hat die Erziehung, die einem Menschen widerfährt, mehr oder weniger Einfluß darauf, welche Bedeutung sein Lebenslauf für ihn erhält, welche Lebensziele man ihm eröffnet und welche ihm damit zunächst verschlossen werden.[124] Lebenslauf und Erziehung geben sich in dieser Weise folglich einen gegenseitigen Sinn.

Jeder Mensch, der lebend geboren wird, hat einen Lebenslauf. Und dann, wenn er in seinem Lebenslauf vor Lernaufgaben gestellt wird, denen er nicht gewachsen ist, oder wenn er heranzuwachsen droht, ohne das lernen zu können, was für seine

Entwicklung als nötig angesehen wird, ist er auf die spezifische Lernhilfe seiner Mitmenschen angewiesen.[125] Aus diesem Grund muß auf das Lebensalter Rücksicht genommen werden. Der Prozeß des Alterns, dem der menschliche Organismus unterliegt, nötigt die Gesellschaften, den Lebenslauf ihrer Individuen nach verschiedenen Lebensaltern zu gliedern (z.b. Säuglingsalter, Kindesalter, Jugendalter, Erwachsenenalter und Greisenalter). Die Einteilung des Lebenslaufs in Lebensalter ist für die Pädagogik von großer Bedeutung. Einerseits ist das menschliche Lebensalter unzweifelhaft biologisch bedingt, andererseits ist die Einteilung des Lebensalters nach Altersstufen in hohem Maße von gesellschaftlichen Interpretationen und kulturbedingten Definitionen abhängig.[126] Im Vergleich der Kulturen und Epochen zeigt sich hinsichtlich der Anzahl, Dauer, gesellschaftlicher Bewertung, curricularer Aufgabenstellung und kultureller Ausstattung der unter-schiedlichen Lebensalter eine erstaunliche Varianz.[127]

Die Einteilung und Interpretation der Lebensalter hat nicht nur für den Lebenslauf des Individuums Bedeutung, sondern auch gesellschaftliche Konsequenzen. Sie führt zur Bildung von Altersgruppen und zu Herrschafts- und Konfliktverhältnissen zwischen diesen.[128] Jedes Lebensalter hat seine spezifischen Entwicklungsaufgaben, die sich in der Triebstruktur des Seelenlebens teleologisch abzeichnen und die das Individuum selbsttätig lösen muß, indem es durch subjektive Verarbeitung seiner Lebensbedingungen die Strukturen bildet, die der teleologische Zusammen-hang seiner Entwicklung auf der jeweiligen Stufe von ihm verlangt.[129] "Jede Epoche des Lebens hat in sich einen selbständigen Wert, denn jede ist ihren besonderen Bedingungen entsprechend einer Erfüllung mit belebenden, das Dasein steigernden und erweiternden Gefühlen fähig".[130] So findet der teleologische Zusammenhang von Lebenslauf und Lebensalter im Greisenhalter seinen Abschluß. Aber trotz der Abnahme der lebendigen Wechselwirkungen mit der Außenwelt und anderen Personen infolge des Nachlassens der physischen Energie kann - unbeeinflußt davon - die Festigung des seelischen Lebens bis zum Tod zunehmen. Wenn der Mensch in der Lage ist, sich in seinem Lebenslauf zweckmäßig zu verhalten, sich selbst als Zweck zu verstehen und seinen Lebenserfahrungen in diesem Sinn Bedeutung zu geben versteht, bildet sich die "Identität der Person" als "ein erlebbarer Zusammenhang, der die Glieder des Lebenslaufs von der Geburt bis zum Tod verbindet".[131]

Für Romano Guardini besteht das Problem des Lebensalters darin, daß der Mensch es annehme, seinen Sinn verstehe und ihn zu verwirklichen versuche. Es hängt viel, auch in soziologischer und kultureller Beziehung, davon ab, daß verstanden werde, was der alternde Mensch im Zusammenhang des Ganzen bedeutet, "daß der gefährliche Infantilismus überwunden werde, nach welchem nur junges Leben menschlich wertvoll ist, daß unser Bild vom Dasein die Phase des Alters als Wertelement enthalte und daß damit der Bogen des Lebens voll werde, nicht aber sich in ein Fragment hinein beschränke und den Rest als Abfall ansehe".[132]

Gibt die Allgemeinheit - die Familie, der Freundeskreis, die Gemeinde, der Staat - dem alternden Menschen die Möglichkeit, sein Altern richtig zu vollziehen und tritt das in Korrespondenz mit dem eigenen Willen des alternden Menschen, das Seinige richtig zu tun, dann entsteht ein Bezug, der für das Ganze unentbehrlich ist.

Das von E. Spranger für eine pädagogische Hermeneutik entworfene Schema der Lebensalter besagt u.a., daß die Periode des Alterns, die durch Fremdwerden der Welt, beginnende Zurücknahme des Ichs bestimmt ist, genauso im teleologischen Zusammenhang gesehen werden muß wie das den Abschluß des Lebenslaufs bildende Greisenalter. Für das Greisenalter ist kennzeichnend, daß das "Ich" mehr und mehr auch auf den Körper zurückgenommen und daß die Welt nach Gesichtspunkten überschaubar wird, die das Individuelle hinter dem Typischen zurücktreten lassen.[133] Das hängt mit dem tiefgreifenden Wandel des Zeiterlebens zusammen, der im Greisenalter stattfindet: nicht mehr die Zukunft, sondern die Vergangenheit erfüllt das Ichbewußtsein. "In manchem wird der ideale Greis milder, in anderem schärfer. Er versteht besser, aber er verzeiht deshalb nicht mehr".[134]

## DIE GOTTESEBENBILDLICHKEIT DES MENSCHEN

Die Gottesebenbildlichkeit des Menschen ist eine Qualität und Eigenschaft des Menschen. Sie bezieht sich nicht auf das Tun des Menschen, sondern auf die Relation des Geschöpfs zu seinem Schöpfer. Besser sollte man sagen: Gott hat den Menschen als seinen Partner und sein Gegenüber, als bündnisfähiges und freies Geschöpf geschaffen. Gott redet den Menschen an, und der Mensch ist zum Antworten und zur Offenheit für Gott berufen.[135] Auch der alte Mensch ist demzufolge zur Koexistenz, zum Zusammenleben und Zusammensein mit Gott geschaffen und erwählt. Weder ist er verloren, noch ist seine Bestimmung das Alleinsein und der Rückzug in sich selbst. Gottes Beziehung zu jedem alten Menschen ist in der Treue des Schöpfers zu seinem Geschöpf verbürgt.

Die Gottesebenbildlichkeit ist unzerstörbar und unverlierbar.[136] Auch der Sünder und Ungerechte, auch der kranke und leidende Mensch sind Gottes Ebenbilder. Gott ist dem Menschen treu, und er wird seine Zusage und Verheißung nicht fallen lassen. Gottes Treue ist der Grund für die Unantastbarkeit, die Würde und Heiligkeit des Menschen (vgl. Ps. 8,5 ff; 1.Mos. 9,6; Jak. 3,9).

Der Mensch ist in seiner leiblichen und seelischen Ganzheit Gottes Ebenbild. Er wird nicht gesondert von seinen Lebensverhältnissen gesehen. Der Mensch ist mit der Gabe der Gottesebenbildlichkeit in die "Grundrelationen seines Lebens" eingewiesen. Er lebt zusammen als Mann und Frau und in Gemeinschaft mit seinen Mitmenschen, die Gottes Ebenbild sind. Die Mitmenschlichkeit gehört zu seiner Humanität.[137]

Die Besinnung auf die Gottesebenbildlichkeit auch des alten Menschen kann nicht zulassen, daß das Stereotyp vom leistungsunfähigen, wertlosen, alten Menschen gesamtgesellschaftlich übernommen wird. Das Alter ist nicht mit "der Beschränkung der Lebendigkeit des Menschenlebens"[138] gleichzusetzen. Auch der alte Mensch ist in die Aufgabe einer verantwortlichen Gestaltung der Grundrelationen seines Lebens hineingestellt. Er hat Anteil am Herrschafts- und Verwaltungsauftrag des Menschen für die nichtmenschliche Schöpfung. Er lebt zusammen mit den jüngeren Generationen, mit seinen Mitmenschen als Mann oder als Frau. Und er bleibt auch als Pflegebedürftiger bis zum Tod im Leben und im Sterben mit Leib und Seele Gottes Ebenbild.

Die Gottesebenbildlichkeit des Menschen begründet die Würde, das Lebens- und Entfaltungsrecht des Menschen in jedem Lebensalter. Sie ist dem Menschen als Gottes Geschöpf unverlierbar zugesprochen[139] und darf deshalb auch nicht verletzt werden. Leider wird die Mißachtung und Verletzung der Menschenwürde nur noch jenseits bestimmter Grenzen wahrgenommen, z.B. dort, wo ein Mensch ausgebeutet, vertrieben, eingesperrt oder unterworfen wird. Die Ungeduld einer Pflegeperson, eventuell hervorgerufen durch Müdigkeit, Überanstrengung oder persönliche Probleme, verletzt jedoch ebenso die Menschenwürde des Pflegebedürftigen als die rechtlich und medizinisch sicherlich notwendige und zu akzeptierende zeitweise Fixierung des alterskranken Menschen.

Ein verantwortliches und bewußtes Umgehen mit der Gottesebenbildlichkeit des Menschen beinhaltet nach J. Müller folgende Grundeinstellungen bei der Pflege und Seelsorge alter Menschen:

1) Der alte Mensch darf von Gott Heil erwarten, er braucht seine Bedürftigkeit nicht als eine Verquickung von Krankheit und Schuld zu sehen.

2) Der alte Mensch darf die seelsorgerliche Begegnung unter dem "beziehungstheologischen Aspekt" als menschliche Nähe realisiert erfahren im Sinne einer "aufrichtigen und heilenden" Zuwendung Jesu zu ihm.

3) "In der seelsorgerlichen Begegnung 'verkörpert' der Seelsorger das Gottesbild vom mitgehenden und begleitenden Gott, der das Rufen, Schreien und Klagen, selbst das Flüstern und die Bitte ohne Worte hört. Für den Seelsorger ist wichtig, auf den Kranken zu hören, weil Gott durch den Kranken zu ihm spricht."[140]

Auffallend ist im Alten Testament die wertvolle Sicht des alten Menschen. Auch Leben im Alter ist nach Gottes Willen erfülltes und sinnvolles Leben. Im Kreis der Großfamilie, in der Mitte von Kindern und Kindeskindern lebt der alte Mensch integriert und in reichen menschlichen Bezügen. Auch wenn von der Furcht vor dem Tod und seinem Schrecken offen geredet wird, so stirbt der alte und lebenssatte Mensch doch ohne Klage. Der Mensch ist Gottes Geschöpf und vergänglich.[141]

Die nüchterne und realistische, gegenüber der Umwelt durchgehend entmythisierende Sicht des Todes im Alten Testament ist uns heute eine befreiende Hilfe, weil sehr viele Zeitgenossen, auch viele Ältere, diese nüchterne Sicht teilen.[142]

Für heute stellt sich die Forderung, Einstellungen und Verhaltensweisen den alten Menschen gegenüber - wie sie etwa das Alte Testament widerspiegelt - zu lernen und für Eigenschaften und Fähigkeiten alter Menschen eine neue Wahrnehmung zu entwickeln. Dabei kann das alttestamentliche Bild vom Alter durchaus hilfreich sein. Hinweise auf die Sicht des Alters im Alten Testament müssen als Hilfestellung verstanden werden, Alternativen zum eigenen Altersbild zu entdecken und möglicherweise an den heute Alten Eigenschaften wahrzunehmen, die den alten Menschen früher selbstverständlich zugeschrieben worden sind. In das Gespräch der Humanwissenschaften bringt die Theologie damit den wichtigen Impuls ein, das negative und gesellschaftliche Altersbild nicht zur Selbstverständlichkeit werden zu lassen.[143] Der biblische Alterssicht kommt - so verstanden - durchaus eine kritische Funktion zu.[144]

Entgegen der Jugendbetontheit moderner Industriegesellschaften zeigt eine Gegenüberstellung der alten Menschen im biblischen Zeitalter und der von heute, daß das Alte Testament erst den erwachsenen, reifen und schon gealterten Menschen als "Mensch im Vollsinn des Wortes" begreift.[145]

Mit der Begrenztheit des Lebens zu rechnen, bedeutet, sich der Realität des Todes zu stellen. Das Alte Testament stellt eindrucksvolle Beispiele für die Auseinandersetzung mit Zeit und Endlichkeit des Menschen, auch für die Annahme von Alter und Tod, vor. Den Tod akzeptieren heißt dabei, das eigene Leben anzunehmen und zu bejahen.[146] Der Wunsch, "alt und lebenssatt" sterben zu dürfen, nachdem man die Fülle des Lebens gekostet hat[147], entspringt dabei einem theologischen Motiv: Der Altgewordene ist der von Gott besonders Geliebte und Gesegnete. Eine ganze Reihe biblischer Texte bringt realistisch-offen die Schattenseiten des Alters zur Sprache. In unterschiedlichen Zusammenhängen ist von der zunehmenden Schwäche als Kennzeichen fortschreitenden Alters die Rede. Die Zeugungs- bzw. Gebärfähigkeit hört auf (Gn 18,13; 1.Kön 1,1-4), Körperkräfte lassen nach (1.Sam 2,22 ff, 1.Sam 8,1), der Alternde leidet an seiner zunehmenden Schwäche (Ps 71,9), und von Krankheiten, die in Verbindung mit dem Alter auftreten, ist die Rede, z.b. von der Gicht des König Asas (1.Kön 15,23), von Sehschwäche (Gen 27,1; 1.Sam 3,2; 1.Kön 14,4) und den Durchblutungsstörungen des frierenden alten David (1.Kön 1,1-4).[148]

Die erwähnten Altersleiden haben Folgen für den Umgang mit dem Alter. Von der schwindenden Lebenslust (2.Sam 19,36-38) ist ebenso die Rede wie vom Nachlassen der geistigen Kräfte (Sir 3,12 ff), der Angst vor Einsamkeit (Ps 71,9 ff), der Geschwätzigkeit und dem Altersneid (Sir 32,3 ff) als negative Eigenschaften, die im Alter auftreten können.[149] Mit den realistischen Verweisen auf die Beschwerden im Alter und der gleichzeitigen Hochschätzung der alten Menschen korrespondieren sittliche Weisungen im Blick auf alte Menschen. Dabei scheint die Forderung nach Ehrfurcht und Rücksichtnahme den Älteren gegenüber eine sittliche Weisung zu sein, die in unterschiedlichen Zusammenhängen immer wieder thematisiert wird. Sie muß gleichzeitig so sehr gesellschaftliche Selbstverständlichkeit gewesen sein, daß Ehrfurchtslosigkeit und Vernachlässigung der Rücksichten gegenüber den alten Menschen als "Anzeichen von Barbarei"[150] gesehen werden können. Ehrfurcht gegenüber den Altgewordenen erweist sich im Alten Testament nicht nur als erwünschtes sittliches Verhalten, sondern als eine soziale Tugend, die zur gesellschaftlichen Stabilität beiträgt.

Es fällt auf, daß im Alten Testament die Adjektive "alt" und "weise" weitgehend synonym gebraucht werden. Immer wieder wird die Weisheit der Alten, die Wissen, Erfahrung und die Fähigkeit, Jüngeren zu raten, in sich schließt[151], hervorgehoben und gerühmt (z.B. Hiob 8,8; Sir 6,34; Ez 7,26); dabei werden Reife und Weisheit nicht einfach als Funktionen des Lebensalters gesehen. Altersweisheit wird auf dem Weg des lebenslangen Suchens nach Gerechtigkeit (Spr 16,31), die Gottesliebe in sich schließt, erlangt.

In Psalm 71 wird beschrieben, daß die Zukunft des alten Menschen nicht ein sinnloses Warten auf das Ende darstellt, sondern Gott sich als der erweisen wird, der über den Tod hinaus die absolute Zukunft des Menschen sein will.[152]

## DIE SICHT DES ALTERS IM NEUEN TESTAMENT

Das Neue Testament setzt einerseits die alttestamentliche Sicht des Alters voraus, bietet aber andererseits ein tiefgreifend verändertes Verständnis des Alters. Im Neuen Testament wird das physische Alter selten direkt thematisiert oder auch nur erwähnt. Darin liegt ein markanter Hinweis auf die Wandlung, die hier stattgefunden hat. Es ist durchaus begreiflich, wenn in der theologischen Anthropologie und Ethik des Neuen Testaments die Frage des Alterns bisher wenig behandelt wurde.[153] Aber befragt man von unserer heutigen Situation her die Evangelien, die Apostelgeschichte, die Briefe und die Apokalypse, so verändert sich dieses Bild.

Die Bedeutung der vier alten Menschen in der Kindheitsgeschichte Jesu wird unmittelbar evident, wenn wir überlegen, was sie über den Glauben reifer Menschen zum Ausdruck bringen. Zacharias und Elisabeth, Simeon und Hanna stehen in der Erwartung des Messias, die auch bestätigt wird. Besonders Simeon und Hanna lassen sich als betende und bekennende, hoffende und offene, erfüllte und lobpreisende Menschen erkennen[154], zwei alte, an denen erfülltes Menschsein, das reifen Glauben in sich schließt, idealtypisch sichtbar wird.

Der kreative Umgang der jungen christlichen Gemeinde mit dem in der Antike besonders brisanten sozialen Problem der alten Witwen ohne Familienangehörige ermutigt, die Probleme alter Menschen auch in den heutigen Gemeinden anzugehen. Die Witwenfrage im 1. Timotheus-Brief macht deutlich, wie alte Frauen in doppelter Weise Subjekt der Diakonie der Gemeinde sein können: einmal in der Erfahrung, gebraucht und erwünscht zu sein, zum anderen in der Art, wie ihnen Hilfe und Sicherheit in ihrer Lebenssituation angeboten wird.

Der alte, pflegebedürftige und damit auch der verwirrte Mensch ist als Getaufter in die Hoffnung auf das Reich Gotten hineingenommen. Durch Gottes rechtfertigende und heiligende Gnade in Jesus ist er von Schuld und Belastungen zu einem neuen Leben ohne Leistungszwang und ohne Verdrängung des Todes befreit.[155] Gott hat uns durch Jesu Tod und Auferstehung die Erlösung und Rettung des ganzen, leiblich-seelischen Menschen zugesagt.

# Alter und Christsein - Ein Beitrag für Pflegende und Pflegebedürftige

Seit den Anfängen der Kirche haben sich einzelne Menschen, religiöse Gemeinschaften und Kirchengemeinden aus ihrem Glauben an Jesus Christus heraus in besonderer Weise um Kranke und Sterbende gesorgt. Das ist bis heute so geblieben. Der alte Mensch erfährt durch seine Pflegebedürftigkeit auf eine besondere Weise seine eigene Ohnmacht und Begrenztheit, sein Ausgeliefertsein und seine Endlichkeit. Hierdurch werden seine Aktivitäten gelähmt und es wird ihm bewußt, daß über ihn verfügt und daß er ungefragt von etwas betroffen wird. Seine Freiheit und seine Unabhängigkeit sind begrenzt und behindert. Während er vorher sich selbst und anderen helfen konnte, fühlt er sich jetzt hilflos und sieht sich auf die Hilfe anderer angewiesen.

Die Kirche beginnt sich in den letzten Jahren der Aufgaben gegenüber alterskranken Menschen und der Gemeinschaft mit ihnen bewußter zu werden. Wir sind heute in unserer Gesellschaft in eine Phase getreten, in der die primäre Frage nicht mehr ist, was wir *für* Alterskranke tun, sondern *wie* wir mit ihnen gemeinsam handeln und leben können.[156]

Die Sozialleistungen des Staates / der Gesellschaft können nicht darüber hinwegtäuschen, daß das Leitbild "jung - gesund - fröhlich, du bist , was du hast" die Werbung und die gesellschaftlich dominante Kultur beherrscht.[157] Nach wie vor wird der Mensch aufgrund seiner Nützlichkeit, seines zweckorientierten und entsprechend erfolgreichen Handelns eingeschätzt. Die technokratische Gesellschaft setzt die produktive Verwertbarkeit des Individuums sowohl im Westen als auch im Osten an erster Stelle, anstatt die Leistungsfähigkeit der Liebesbeziehung und dem gegenseitigen Dienst unterzuordnen.[158] Auch der noch so stark ausgebaute Sozialstaat befreit nicht vom Unbehagen daran, daß Ungerechtigkeiten oft nicht abgebaut werden und mit der materiellen Sicherung allein eine reale Lebensqualität nicht erreicht wird.[159] H. Gollwitzer betont zu Recht, daß die historische Entwicklung heute an einem Punkt angelangt ist, der widersprüchlicher nicht sein könnte: "Die Möglich-

keit, die Geschichte des Mangels an Lebensgütern, also die bisherige Menschheits-
geschichte zu beenden, trifft sich heute mit der Möglichkeit, die Verdinglichung des
Menschen durch konsequente Nutz-Planung zu vollenden".[160] Eines wird dabei
immer wieder den Ausgangspunkt und die Basis aller Anstrengungen bilden müssen:
Der Selbstwert und die Würde der Person, ungeachtet der Leistungsfähigkeit, der
Werke, der Krankheit und der Behinderung.

### Der Selbstwert und die Würde der Person

Wir sahen schon in den Ausführungen zur Gottesebenbildlichkeit des Menschen, daß
der Mensch sich seinen Wert nicht selbst geben kann und ihn auch nicht aus der
Sonderstellung gegenüber der Natur hat.[161] Ähnlich verhält es sich nun auch mit
dem Sinn eines Menschenlebens. Der Sinn seines Lebens produziert der Mensch
nicht als sein eigener Schöpfer und Planer, sondern er empfängt ihn allein aus der
Treue des Schöpfers zu seinem Geschöpf. Es ist darum vom Evangelium her völlig
unmöglich, zwischen "lebenswertem" und "lebensunwertem" Leben zu unterscheiden, wie dies in der Zeit des Nationalsozialismus geschehen ist und heute mit
dem Paragraph 218 und der Diskussion um die Sterbehilfe geschieht. Die Geschichte der Rassenhygiene, der aktiven Euthanasie und der vor Mord nicht zurück-
schreckenden Ausmerzung der Schwächlinge im dritten Reich (unheilbar Kranke,
geistig Behinderte, aufwendiger Pflege Bedürftige) darf nie vergessen werden.[162]
Für den NS-verfolgten Juden Viktor E. Frankl gibt es keine Lebenssituation und
Lebensphase, die wirklich sinnlos und damit lebensunwert wäre, denn die scheinbar
negativen Seiten der menschlichen Existenz können in etwas Positives gestaltet
werden, wenn ihnen nur mit der rechten Haltung und Einstellung begegnet wird.
Gut und böse werden zukünftig nicht mehr im Sinne von etwas, das wir tun sollen
bzw. nicht tun dürfen, definiert werden, sondern gut wird uns dünken, was die Erfüllung des aufgetragenen und abverlangten Sinnes fördert, und für böse werden wir
halten, was solche Sinnerfüllung hemmt.[163]

Auf den Alltag bezogen gibt es nach dem Pastoraltheologen Josef Müller keine existentiellen Fragen, die alte Menschen nicht betreffen würden, z.b. wirtschaftliche Probleme, Fragen der Alterssicherung, Wohnungsprobleme und Schwierigkeiten mit Behinderungen verschiedenster Art. Hinzu kommen persönliche Lebensfragen wie die Bewältigung von Krankheit, Trauer und Leid.[164]

Die zunehmende Zahl alterskranker Menschen stellt unsere Gesellschaft heute vor neue Herausforderungen. Es widerspricht der Menschenwürde in unserem heutigen Gesundheitssystem, wenn unter maximiertem technischem und medizinischem Aufwand gegen Krankheit und Tod und um die Verlängerung des Lebens gekämpft wird, gleichzeitig aber der als alterskranker Mensch diagnostizierte Patient abgeschoben und isoliert wird.[165] Der geriatrischen Medizin und der Gesellschaft harren in den kommenden Jahren große Aufgaben, um eine am ganzheitlichen Wohlergehen der Patienten orientierte Therapie und Medizin mit einer menschenwürdigen Vorbereitung auf das Sterben wieder zu verbinden und die Möglichkeiten der Anteilnahme Begleitung und Mithilfe Verwandter und Bekannter zu verbessern.[166]

Ein wesentlicher Beitrag leistet die Kirchengemeinde heute, wenn sie die ausschließenden und menschenfeindlichen Mißverständnisse biblischer Rede über das Verhältnis von Gott und Krankheit aufarbeitet und ausräumt.[167] Krankheit ist nicht als Strafe Gottes, als Folge der Sünde, zu verstehen. Gott will sie nicht, vielmehr hat er trotz ihr mit dem Menschen etwas vor und begleitet ihn in befreiender Treue in der Bewältigung des erschwerten Lebens. Weder Krankheit noch Behinderung haben an sich einen Sinn, auch wenn sie eine Reifung, eine Bereicherung oder eine Prüfung des einzelnen zur Folge haben können, sondern der Mensch ist und bleibt auch als Kranker Gottes Geschöpf, von Gott angenommen und so befreit, sich selbst anzunehmen. "In der Geduld wird die Krankheit, sofern sie nun einmal nach und nach da ist, die Beeinträchtigung, der Abbau, die Störung des Lebens, sofern sie nun einmal Ereignis und auch durch Glauben und Gebet, auch durch den redlichsten Kampf nicht zum Verschwinden zu bringen sind, in dem Sinn "ertragen" werden dürfen, als sie von Gott her - er ist auch in der Weise Herr und Sieger auf dem Feld - einbezogen sind in das, was er von und mit dem Menschen will ..." (Karl Barth).[168] Gott bleibt auch in Schmerz und Leid in Sympathie mit dem Menschen auf dem Weg oder um mit Karl Rahner zu formulieren, "...der alte Mensch ist auf die Grenzlinie zwischen Zeit und Ewigkeit gestellt. Und da hat er seine heiligste Aufgabe. Auch wenn sie eine schwere Last sein kann, trägt sie Gott mit uns und nimmt sie uns ab, wenn wir wirklich nicht mehr können."[169]


**Die Hoffnung im Alter**


Kein Zweifel, viele Menschen erleben gerade in psychischen Krisen im Alter eine schwer erträgliche Sinnlosigkeit und Verlassenheit ihres Lebens. Dort, wo einem die Taten aus den Händen genommen werden, dort, wo die Sinne und der Geist ihren Dienst zu verweigern beginnen, wie soll dort ein bisher an Arbeit und Erleben gewöhnter Mensch nicht an sich selbst zu zweifeln beginnen? Schlimmer ist es noch, wenn die geliebten Menschen nicht mehr da sind, und die Freundlichkeit der Betreuenden und Pflegenden die Kälte, die Leere und den Schmerz der Einsamkeit nur überspielen können.[170] Wir haben keinen Grund, die menschliche Schwierigkeit, dieses Alter, diese Verwirrtheitszustände und diese Pflegebedürftigkeit zu leben und zu tragen, irgendwie zu bagatellisieren. Gibt es eine Chance, auch dort noch Hoffnung zu gewinnen, wo man der körperlichen Gebrechlichkeit und geistigen Schwäche ausgesetzt ist? Gibt es ein Angebot für das ganze Leben in Freud und bis ins Leid? Gibt es auch dann noch die Möglichkeit, ein glücklicher Mensch zu bleiben? Können Schwächen, Verlassenheit, Leiden und Verlust nicht erst am Lebensende, sondern schon von Kind an bewußt zum Leben gehören, und auch im Alter nicht verdeckt oder verdrängt werden? Kann unser Leben davon bestimmt sein, daß wir nicht unter dem Zwang stehen, unseren Lebenssinn erarbeiten zu können, sondern daß uns Sinn und Tätigkeit und Erleiden geschenkt ist? Sind wir wichtig und werden wir gebraucht vor aller objektiven, gesellschaftlichen Nützlichkeit, und sind wir nicht nur solange brauchbar, als wir produktiv und kreativ an der wirtschaftlichen Wertschöpfung beteiligt sind?

Die Theologie hat in den Jahren nach dem Zweiten Weltkrieg, herausgefordert durch die Tatsachen von Auschwitz, Hiroshima und Nagasaki und durch die Auseinandersetzung mit dem Atheismus, das Mitleiden Gottes neu zu durchdenken begonnen und ist von der platonischen Apathie = Leidensunfähigkeit Gottes, die den theistischen und philosophischen Gottesbegriff über Jahrhunderte prägte, in Besinnung auf den biblischen Gottesbegriff zu einem tieferen Verständnis des Kreuzes gekommen. Der systematische Entwurf G. Ebelings in seiner Dogmatik des christlichen Glaubens bedeutet in dieser Hinsicht einen gewissen Abschluß, zugleich auch einen Ausgangspunkt der künftigen christologischen Diskussion. Er durchdenkt die sog. Kreuzestheologie konsequent im Hinblick auf den Tod Gottes in der Gottesverlassenheit des sündlosen Jesu hin.[171]

Kreuz und Auferweckung Jesu, verstanden als Gottes Annahme des Sünders bis in Leiden, Schmerz und Tod und als Sieg über die Not und Verlassenheit des Menschen, haben klare gesellschaftliche Konsequenzen.[172] Die kirchliche, gesellschaftliche und politische Wirklichkeit stehen unter der angebrochenen Herrschaft Jesu. So sind in Analogie und vorläufiger Differenz[173] zu der Verheißung, die das Evangelium für die Humanität der Menschen bedeutet, humane Rechte als Menschen- und Sozialrechte auch des alten Menschen zu formulieren.[174] Diese Arbeit kann nur von der Gemeinschaft der Kirchen und von den gesellschaftlichen Kräften gemeinsam geleistet werden. Grundsätzlich ist davon auszugehen, daß es keine auf das Alter und die Pflegebedürfigkeit begründete rechtliche Diskriminierung der Menschen geben kann und darf, wenn die Menschenwürde die Basis des Zusammenlebens ist.

## Die Seelsorge bei alten Menschen

Individuell gesehen verläuft das Altwerden in einem mehrdimensionalen Prozeß[175], der in der Praxis der Altersseelsorge unbedingt beachtet werden muß und demzufolge für diese Arbeit bedeutsam ist. "Ergebnisse der Lebenslaufforschung weisen darauf hin, daß in der zweiten Lebenshälfte für den Prozeß der Identitätsentwicklung

und -sicherung neben neuen Lebens- und Sinnhorizonten vor allem Solidarisierungsprozesse und Formen des sozialen Engagements eine Hilfe sind."[176] Für die Gewinnung einer neuen Identität im Alter sind nach J. Müller folgende Aspekte von Bedeutung:

1) die Förderung eines positiven Selbstwertgefühls,

2) die Entfaltung von Kompetenzen,

3) die Stärkung der Verantwortungsbereitschaft durch Solidarisierungsprozesse,

4) das Bewußtsein der politischen Brisanz,

5) die Gewinnung neuer Lebensperspektiven.[177]

In der Gemeinde, beim Besuch im Pflegeheim oder in der Familie gibt es verschiedene Möglichkeiten, auf spezielle Bedürfnisse einzugehen. Für die alten Menschen
darf es in der Gemeinde kein Ghetto geben, keine Sonderpastorale nur für alte Menschen. Die Arbeit soll im echten Miteinander gesehen werden - ohne Ausgrenzung.
Hierbei geht es darum, die älteren und alten Menschen in ihrer eigenen Verantwort-
lichkeit ernstzunehmen und ihnen zu helfen, das Leben im Mit- und Füreinander
zwischen den Generationen besser zu bewältigen.


Gerontologisch gesehen ist die Seelsorge bei alterskranken Menschen von zentralem
Stellenwert. Schon 1962 stellte B. Steinmann fest: "Die betagten Patienten machen
rund 80 % der chronischkranken Menschen aus".[178] W. Neidhart hat als einer der
ersten die klare Konsequenz für die Gemeindeseelsorge formuliert: "Der Kranken-
besuch des Pfarrers steht bei seiner zeitlichen Belastung im Arbeitsprogramm weit
hinten. Alterskranke sollten Priorität haben. Sie sind wie kaum eine andere Gruppe
der Seelsorge bedürftig. Oft sind sie einsam und bekommen wenig Besuche. Das
Erscheinen eines Menschen von außen, der Zeit für sie hat und sich zu ihnen setzt,
durchbricht ihren grauen Alltag. Wenn dem Seelsorger die Solidarität Jesu mit den
Mühseligen und Beladenen etwas bedeutet, verachtet er diesen geringen Dienst
nicht, sondern ist zufrieden, daß er dem Kranken eine Freude machen konnte, auch
wenn nichts Geistliches geredet wurde".[179] Allerdings kann diesen Anforderungen
in der heutigen Situation ein Pfarrer alleine nicht mehr gerecht werden. Hier bedarf

es der notwendigen Unterstützung von seiten ehrenamtlicher Helfer und durch die Dienste der Wohlfahrtsverbände.

Weiter ist für die heutige Seelsorge an älteren und pflegebedürftig-kranken Menschen eine minimale Kenntnis der hauptsächlichen somatischen und psychischen Erkrankungen oder doch zumindest eines Umgangs mit den Symptomen der Krankheiten unerläßlich. Es wäre wünschenswert, wenn der Seelsorger sein in Gesprächen mit Ärzten und Pflegepersonal erworbenes Erfahrungswissen von Zeit zu Zeit reflektieren oder aus aktuellem Anlaß kontrollieren würde.

Richtig hat P. Sporken gesehen[180], daß der Begriff "Begleitung" mit der Zunahme chronischer Erkrankungen für die medizinische, pflegerische und seelsorgerliche Ethik zentralen Stellenwert erhält. Begleitung versteht er vor allem als Hilfe bei der Bewältigung der emotionalen und psychischen Probleme, die mit der Krankheit zusammenhängen. Maßstab der helfenden Begleitung ist der begleitete Mensch in seiner Ganzheit und unter Respektierung seiner persönlichen Entscheidungen. Das setzt einerseits Sachkompetenz, andererseits aber auch Solidarität mit dem Hilfebedürftigen und Kontinuität voraus. Der verantwortungsvolle Begleiter versucht, eine vertrauensvolle, von der Zusammengehörigkeit geprägte und zum Engagement bereite Beziehung zum Kranken aufzubauen und kontinuierlich zu erneuern.

Das Gespräch und die Begegnung mit dem pflegebedürftigen, alterskranken Menschen kann eine große Bereicherung nicht nur für den Betagten, sondern auch für den Besucher oder Seelsorger sein, der ja meist jünger ist. Er wird erfahren, daß man sich mit der Lebensbilanz, mit Verlusten, Krankheit und Tod offen, ehrlich und versöhnend auseinandersetzen kann. Mancher jüngere Seelsorger wird seine eigenen Probleme realistischer und sein Leben mit all seinem Reichtum auch dankbarer sehen lernen.[181] Die Lebensgeschichte wird immer wieder ein zentrales Thema des seelsorgerlichen Gesprächs sein. Aber auch über die Dorf- und Stadtgeschichte erfährt man bei Älteren oft schon bald unwiederbringlich verlorene Informationen.

Ein besonderes Bedürfnis älterer Menschen ist, auffallend auch eines der Verwirrten und chronisch Kranken, gerade im Gottesdienst Gemeinschaft und Geborgenheit

erfahren zu können. Die sozialpsychologische Untersuchung des Gottesdienstes hat
aufgewiesen, daß der Gottesdienst als Wiederholungssituation resp. als Ritual wichtige Aufgaben erfüllt.[182] Wegen der früher erlebten Vertrautheit sind moderne li-
turgische Formen weniger gefragt. Y. Spiegel und M. Josuttis u.a. haben aufgearbeitet, daß der Gottesdienst von der neueren psychologischen Forschung her nicht nur
wie bei S. Freud im Sinne der neurotischen Zwangshandlung kritisiert sondern auch
auf seine positiven Funktionen hin verstanden werden kann.[183] Die sich im Leben
eines Menschen von Kindheit an entwickelnde Ritualisierung des Verhaltens und der
Beziehungen hat nach E. Erikson die lebenswichtigen Funktionen

- der Integration in soziale Rollen,
- der Kanalisierung von aggressiven und libidinösen Triebenergien,
- der Entlastung von permanenter Entscheidung,
- der "wechselseitigen Identifizierung" der Generationen und
- der Entwicklung der persönlichen Identität [184].

All diese Funktionen können im Gottesdienst mit älteren Menschen zum Tragen
kommen.


Für die Begleitung der Alterskranken in der Gemeinde und durch die Gemeinde ist
der Blick auf Jesus Christus, bei dem die "Passion" der Höhepunkt seines "Wirkens"
war, entscheidend. Wie J. Müller richtig formuliert, liegt die Bedeutung des Kranken, der seine Grenzen und Schwächen annimmt, für die Gemeinde darin, daß das Ja
zum Leid, das bewußte Durchschreiten der Krise einen Menschen auch dann noch
wertvoll sein läßt, wenn er äußerlich zur Passivität verurteilt ist. Die Gemeinde kann
dabei erkennen, daß der eigentliche Wert des Menschen nicht in seinen Leistungen
liegt, sondern daß ihm dieser von Gott unverlierbar ja schon geschenkt ist.[185]

# Schlußwort

Unsere Zukunftshoffnungen werden zum Teil auf die Erwartungen gegründet, die Älteren von morgen würden sich von den Älteren von heute stärker unterscheiden, sie wären durchsetzungsfähiger, besser gebildet, weniger leicht einzuschüchtern, vielleicht auch stärker organisiert. Auf ihre veränderte Sozialisation wird ebenso verwiesen wie auf den Wandel der Rolle der Frau. Ich halte dieser Hoffnung und den Argumenten, auf denen sie beruht, folgende Überlegungen entgegen: 1) auch in Zukunft wird es Unterschiede zwischen den Generationen geben, die die ältere Generation benachteiligen; 2) das formale Bildungs- und Qualifikationsniveau wird bei den Jüngeren überwiegend höher liegen als bei den Älteren (selbst wenn jetzt eine Gruppe von Jugendlichen heranwächst, die geringe Ausbildungs- und Berufschancen hat); 3) es wird weiterhin Verhältnisse der Über- und Unterordnung geben, wir leben nicht in einer voll und ganz demokratisch organisierten und beherrschten Gesellschaft; 4) die zunehmenden Zahlen älterer Menschen, auch der der Dementen, werden es nicht erlauben, daß die Alten der Zukunft im Durchschnitt materiell relativ besser gestellt sind als dies für die Alten von heute durchgesetzt ist.

Es scheint, bisher habe sich die Situation älterer Menschen insgesamt nur verbessert unter Bedingungen wirtschaftlichen Aufschwungs. Doch: es gibt einen Wandel des Selbstbewußtseins - denn auch Sozialhilfeempfänger pochen heute sowohl sporadisch als auch durch ihre Vertretungsorgane öffentlich auf ihre Rechte. Wandlungen der Rollen und der vertretenen Werte könnten eine Entwicklung zugunsten der Älteren einleiten.

Bisher haben die Träger von Angeboten und Diensten für ältere Menschen und ihre Verbände zum Teil die Funktion des stellvertretenden Interessenvertreters übernommen. Die Verbände und Trägerorganisationen sind im System der Sozialen Dienste für viele unterprivilegierte Gruppen, darunter alte und insbesondere pflegebedürftige und demente Menschen, unverzichtbar. Dies gibt ihnen Vertretungs- und Verhandlungsmacht. Sie wird eingesetzt in den Bereichen, in denen sich die Interessen der Angebotsträger und ihrer Klientel treffen - mit einem gewissen Maß an Erfolg. Sind die Angebotsträger bedroht, etwa durch finanzielle Engpässe, so steht die Verteidigung ihrer Angebote, ihres Personals, ihres Marktanteils vor dem Kampf um Zumessung eines höheren Anteils des verfügbaren Geldes an bedürftige Ältere. Für jene älteren Menschen, die nicht der Klientel der Verbände der Freien Wohlfahrtspflege zugehören, können die Verbände ohnehin die stellvertretende Interessenvertretung nicht übernehmen.

Beklagt wird die zunehmende Flut von Reglementierungen, die den Handlungsspielraum und die Innovationsfähigkeit der einzelnen Glieder des Systems der sozialen Sicherheit einengt. Dabei wird übersehen oder verdrängt, daß diese Reglementierung in Teilen Ausfluß des Bemühens um die Bekämpfung von Mißständen ist. Aber staatliche Mittelzuweisung und Reglementierung sind aufeinander zugeschnitten, sie stärken im Zusammenspiel die gegebenen Strukturen und mindern die Innovationsfähigkeit. Großorganisationen, wie die Verbände der Freien Wohlfahrtspflege und durch Gesetze und Verordnungen engmaschig ausgerichtete Systeme, wie jene der Rentenversicherung und des Gesundheits-wesens, lassen sich nur schwerfällig und langfristig verändern. Erhaltungsargumente haben umso mehr Gewicht, als ein Fortfall der Großorganisationen und der Sicherungssysteme undenkbar erscheint. Durch Einengung des Finanzrahmens und durch Klientelschwund werden alle bedroht. Beobachtbar sind in dieser Entwicklung Angebote und Aktivitäten, die entweder auf privater Initiative oder auf Selbsthilfe beruhen. Sie treten in belassenen Nischen bzw. dort, wo geschultes Management mit dem "System" kompetent umzugehen vermag, auf. In engen Grenzen werden so Alternativen geschaffen. Sie mögen das festgefügte System geringfügig bedrohen, sie mögen seine Innovationsfähigkeit stützen, ob jedoch eine Veränderung der Strukturen in entscheidender Weise durch diese Initiativen möglich ist, bleibt umso fraglicher, je mehr sie selbst an dem etablierten System der Angebote und ihrer finanziellen Sicherung partizipieren.

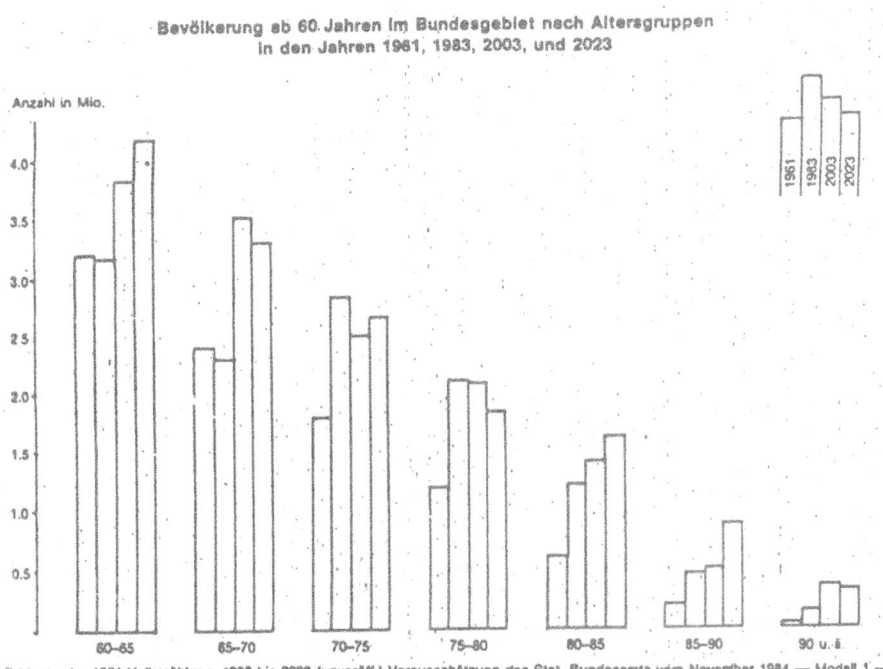

Bevölkerung ab 60 Jahren im Bundesgebiet nach Altersgruppen in den Jahren 1961, 1983, 2003, und 2023

Zahlenbasis: 1961 Volkszählung, 1983 bis 2023 (unveröff.) Vorausschätzung des Stat. Bundesamts vom November 1984 — Modell 1 —

aus 4. Familienbericht, 1986, S. 31, Abb. 7

# PFLEGEGRADERFASSUNG

| Orientiertheit | Sprachverhalten | Schlafverhalten | Sozialverhalten |
|---|---|---|---|
| zu allen Qualitäten desorientiert | kommuniziert überhaupt nicht, macht sich nonverbal verständlich, Sprachverfall | totale Schlafumkehr, Einchlafschwierigkeiten, Durchschlafschwirigkeiten | Tendenz zu kriminellen oder schädlichen Handlungsweisen |
| begeht zeitweise unkontrollierte Handlungen, ständiger Aufsichtsbedarf | Dysarthrie, Sprachfehler, Sprachstörungen | schläft nur in kurzen Etappen, ein Tiefschlaf wird nicht erreicht | Aggressivität, Selbst-, Fremdgefährdung, Selbst-isolation |
| ist zur zeitweise verwirrt | motorische Aphasie, sensorische Aphasie, amnestische Aphasie, globale Aphasie | nächtliches Aufwachen, zielloses Umherirren, Störverhalten | affektive Labilität, Bindungsunfähigkeit, Distanzlosigkeit, Aufdringlichkeit |
| ist nur sehr leicht verwirrt | spricht und versteht im Rahmen einfacher sprachlicher Begriffe | Schlafstörungen sind an erkennbare Auslöser gebunden | Aufbau von Kontakten, langwierig, Dauer kurz, wenig belastbar |
| ist ständig zu allen drei Qualitäten orientiert | kann sich treffsicher ausdrücken und versteht entsprechend | ausreichender, altersentsprechender, erholsamer Nachtschlaf | kontaktfähigkeit, kontaktwillig, soziales Gewissen |

116

# Anmerkungen

1   Gute Zusammenfassung in K.F. Becker, 1975, S. 31 ff
2   Am Beispiel Krebs ist die Angstproblematik aufgearbeitet in A.-M. Tausch, 1981
3   Zur Entstehung des Defizit-Modells, vgl. U. Lehr, 1979, S. 48 ff
4   E. Lang in Hg. U. Lehr, 1983, S. 39 ff u.a.
5   Simone de Beauvoir, 1977, S. 22 ff
6   M. Hodkinson, 1980, S. 15
7   U. Lehr, 1979, S. 24
8   vgl. J.C. Brocklehurst u.a., 1980, S. VI ff
9   J.C. Brocklehurst u.a., 1980, S. VI
10  R. Schenda, 1972, S. 48
11  A.a.O., 1972, S. 46
12  E. Lang in Hg. U. Lehr, 1983, S. 33 ff
13  R. Schenda, 1972, S. 46 ff
14  A.a.O., S. 47, u. E. Lang in Hg. U. Lehr, 1983, S. 35 ff
15  M. Schär, 1973, S. 13
16  A.a.O., 1973, S. 127 u. S. 130
17  A.a.O., 1973, S. 119
18  M. Jodkinson, 1980, S. 97 ff
19  Deutscher Bundestag, Drucksache 10/6145, S. 152
20  R. Tölle, 1988, S. 314
21  A.a.O., 1988, S. 315
22  A.a.O., 1988, S. 318
23  E. Bleuler, 1911
24  R. Tölle, 1988, S. 318
25  A.a.O., 1988, S. 3
26  Mt 25,40
27  Der Landkreis, 1966, S. 252
28  A.a.O., 1966, S. 252
29  L. Katscher, 1962, S. 53
30  A.a.O., 1962, S. 57 ff
31  A.a.O., 1962, S. 71
32  Arbeitskreis der Gesellschaft für soziale Fortschritte, 1980, S. 29
33  A.a.O., 1980, S. 29
34  A.a.O., 1980, S. 32
35  A.a.O., 1980, S. 33
36  A.a.O., 1980, S. 34
37  4. Familienbericht, 1986, S. 28 ff
38  vgl. Anlage 2 auf S. 140
39  M. Bergener, 1989, 7. Abs. ff
40  4. Familienbericht, 1986, S. 38 u. S.66
41  KDA 1/88, S. 12
42  KDA 7/88, S. 8
43  Altwerden in der Bundesrepublik, Bd. 2, 1982, S. 690 ff
44  Arbeit, Mensch, Gesundheit, 1990, S. 176
45  A.a.O., 1990, S. 177
46  KDA 3-4/87
47  A.a.O., 1987
48  A.a.O., 1987
49  A.a.O., 1987

50  A.a.O., 1987
51  H. Blumer, 1973, S 80. ff.
52  Eine Hypothese soll hier die Vermutung oder Annahme sein, was unter einem ganz
    bestimmten Set empirischer Umstände zu erwarten ist, auf der Basis der Errichtung ei-
    nes Entwurfs.
53  Entwurf als Theorie oder Modell der zu untersuchenden empirischen Welt oder des zu
    untersuchenden Bereichs dieser Welt.
54  H. Blumer, 1973, S. 111
55  A.a.O., 1973, S. 114
56  A.a.O., 1973, S. 118
57  A.a.O., 1973, S. 118
58  A.a.O., 1973, S. 123
59  M. Kohli, 1978, S. 1
60  "Handeln" im Unterschied zu "Verhalten" (im Sinne bloßer Bewegungen ohne Bezug
    auf Bedeutung und Sinn). Insofern könnte "Handeln" definiert werden als das für den
    Handelnden bedeutungs- und sinnvolle Verhalten, vgl. Thomas P. Wilson: Theorien der
    Interaktion und Modelle soziologischer Erklärung, in: Arbeitsgruppe Bielefelder Sozio-
    logen , 1980, S. 55
61  Arbeitsgruppe Bielefelder Soziologen, 1980, S.55
62  M. Kohli, 1978, S. 11
63  Die Situation der Pflegebedürftigen selbst interessierte mich sehr aufgrund meiner Pfle-
    geheimerfahrungen. Ich verzichtete jedoch auf Gespräche mit ihnen, weil ich feststellte,
    daß sie aufgrund ihrer Situation der völligen Abhängigkeit von dem Pflegenden es nicht
    wagten oder nicht in der Lage waren, die wirklichen Empfindungen und Meinungen zu
    äußern.
64  M. Kohli, 1978, S. 11
65  Bericht der Bund-Länder-Arbeitsgruppe, 1981
66  A.a.O., 1981, S. 120
67  A.a.O., 1981, S. 108/109
68  A.a.O., 1981, S. 111
69  A.a.O., 1981, S. 99
70  A.a.O., 1981, S. 100
71  A.a.O., 1981, S. 117
72  Die Schilderung dieses Alltagslebens entspricht dem typischen Tagesablauf in allen 30
    besichtigten Heimen.
73  Der Personalschlüssel wird länderbezogen von der Pflegesatzkommission ausgehandelt,
    die sich aus den Vertretern der Stadt- und Landkreise, den freien Trägern, dem Landes-
    wohlfahrtsverband und dem Sozialministerium zusammensetzt.
74  A.H. Maslow, 1973, S. 156 ff i.V. Sr. L. Juchli, 1985
75  R. Schmidt, R. Wagner, 1980
76  B. Roth in Süddeutsche Zeitung Nr. 238 vom 15./16.10.83
77  A. Hedtke-Becker/C. Schmidtke, 1985, S. 64
78  Tagespflege in der Bundesrepublik Deutschland, 1989, S. 95
79  A.a.O., 1989, S. 105
80  A.a.O., 1989, S. 105
81  A.a.O., 1989, S. 107
82  A.a.O., 1989, S. 110
83  A.a.O., 1989, S. 110
84  U. Lehr, 1991, S. 321
85  A.a.O., 1991, S. 309 ff
86  U. Lehr, 1979, S. 281
87  A.a.O., 1979, S. 290 ff

88 U. Lehr, 1991, S. 339 ff
89 A.a.O., 1991, S. 67-103
90 A.a.O., 1991, S. 308
91 U. Lehr, 1979, S. 35-55
92 s. Anlage 1
93 Göschel/Lucke, 1990
94 Aufgrund meiner Ausbildung zur Erzieherin in den Jahren 1972-1975 war es mir jetzt nicht schwergefallen, Interventionsübungen zusammenzustellen und diese in den og. diversen Praktika zu erproben und durchzuführen.
95 U. Lehr, 1979, S. 73
96 Diese Erfahrung mußte ich in Gesprächen mit mehreren Heimleitern machen; sie ist Realität.
97 Diese Erfahrung konnte ich selbst und in den Gesprächen mit Pflegepersonen in den Praktika erleben; sie ist ebenfalls Realität.
98 U. Lehr, 1991, S. 298 ff
99 A.a.O., 1991, S. 354
100 Fachbericht zur Situation älterer Menschen, 1982, S. 4
101 Empfehlungen zur Altenhilfe, 1987, S. 45
102 A.a.O., 1987, S. 46
103 Fachbericht zur Situation, 1982, S. 6
104 A.a.O., 1982, S. 29 ff
105 H. Radebold, 1981, S. 130 ff
106 Selbsthilfegruppen älterer Frauen, 1985, S. 53 ff
107 A.a.O., 1985, S. 55
108 Fachbericht zur Situation, 1982, S. 30
109 A.a.O., 1982, S. 31
110 Altwerden in der Bundesrepublik, Bd. 2, 1982, S. 871-884
111 A.a.O., 1982, S. 873
112 Späth / Lehr, 1990, S. 9
113 Thomae / Lehr, 1968, S. 16
114 A. Utke, 1980, S. 111
115 A.a.O., 1980, S. 111
116 A.a.O., 1980, S. 111
117 A.a.O., 1980, S. 112
118 A.a.O., 1980, S. 112
119 A.a.O., 1980, S. 112
120 A.a.O., 1980, S. 112
121 A.a.O., 1980, S. 113
122 W. Loch, 1979, S. 13
123 A.a.O., 1979, S. 13
124 A.a.O., 1979, S. 13
125 vgl. J. Speck/G. Wehle (Hg.), 1970, S. 491-496
126 W. Loch, 1957, S. 202-214
127 L. Rosenmayr, 1978, S. 428-457
128 A.o.O, 1978
129 W. Loch, 1979, S. 129 ff
130 W. Dilthey, Bd. 5, 1973, S. 218
131 W. Loch, 1979, S. 137
132 R. Guardini, 1963, S. 72 - 74
133 E. Spranger, 1974, S. 331
134 A.a.O., 1974, S. 336 ff
135 K. Barth, KD III/1, 1970, S. 224 ff

136  A.a.O., 1970, S. 224 ff
137  A.a.O., 1970, S. 206
138  E. Jüngel, 1976, S. 129
139  Vgl. W. Huber/H.E.Tödt, 1977, S. 186-193
140  J. Müller, 1993, S. 160
141  Vgl. J. Moltmann, 1979, S. 19-28
142  B. Joss-Dubach, 1987, S. 133
143  M. Blasberg-Kuhnke, 1985, S. 239 ff
144  Vgl. E. Zenger, 1982, S. 207 ff, Die wenigen Beiträge zum bibl. Altersbild verzichten
      leider meist darauf, die Funktion ihrer Auseinandersetzung mit der alttestamentlichen
      Sicht des Alters zu erläutern, so daß sie als Hilfe für die Bewältigung des negativen Al-
      tersbildes heute kaum wirksam werden können.
145  Vgl. N. Füglister, 1965, S. 64-81
146  Vgl. a.a.O., 1965, S. 74
147  F. Böckle, 1974, S. 178
148  L. Ruppert, 1976, S. 273
149  N. Füglister, 1965, S. 72
150  L. Ruppert, 1976, S. 279
151  H. Vorgrimmler, Vollendung, 1980, S. 113
152  A.a.O., 1980
153  E. Käsemann, 1974, S. 9-60 u.a., W. Schmithals, 1980, K.-A. Bauer, 1971, u.a.
154  N. Füglister, 1965, S. 57
155  H. Küng, 1980, S. 625
156  U. Bach, 1980
157  Vgl. H. Gollwitzer, 1973, S. 66
158  A.a.O., 1973, S. 65 ff
159  Vgl. das pointierte Plädoyer von R. Merklein, 1980, u.a.
160  H. Gollwitzer, 1973, S. 66
161  Vgl. Anthropologische Überlegungen
162  E. Klee, 1983, u.U. Eibach, 1976, S. 270
163  V. Frankl, 1977, S. 27 ff
164  J. Müller, 1993, S. 153
165  U. Eibach, 1976, S. 108 ff
166  Vgl. A.-M. Tausch, 1981, u.a.
167  Vgl. K. Seybold/U. Müller, 1978, M. Josuttis, 1974 in Hrsg. H.-G. Schmidt, 1979
      S. 117-141
168  K. Barth, KD III/1, 1969, S. 426
169  K. Rahner in Leben im Alter, 1993, S. 35-43
170  Vgl. vor allem F. Riemann, 1981, S. 58 ff, S. 108 ff, S. 116 ff
171  G. Ebeling, Bd. 2, 1979, S. 128-255
172  J.M. Lochmann, 1982, S. 118 ff
173  Vgl. W. Huber/H.E. Tödt, 1977, S. 160 ff
174  Vgl. a.a.O., 1977
175  J. Müller, 1993, S. 150
176  A.a.O., 1993, S. 150
177  A.a.O., 1993, S. 151
178  B. Steinmann, 1963, S. 24
179  W. Neidhart in Hg. G. Otto, 1975, S. 543
180  P. Sporken, 1984, S. 18 ff
181  Vgl. H. Radebold u.a., 1981, S. 110 ff
182  M. Josuttis in Hg. F. Wintzer, 1982, S. 40-53
183  A.a.O., 1982, S. 43

184 A.a.O., 1982, S. 44
185 J. Müller, 1993, S. 161

# Glossar

| | |
|---|---|
| *Ätiologie (1)* | Lehre von den Krankheitsursachen |
| *apoplektisch (2)* | schlagartig eintretender Schlaf ohne Lähmungen |
| *Arteriosklerose (2)* | Arteriosklerose der Hirnarterien, hierbei auftretende psychische Veränderungen wie Reizbarkeit, Gedächtnisstörungen, Verflachung der emotionellen Erregbarkeit etc. |
| *Dekubitalgeschwür (1)* | durch äußere (längerfristige) Druckeinwirkung mit Kompression von Gefäßen und lokaler Blutleere hervorgerufene Störung von Geweben mit evtl. Infektion |
| *Demenz, dement (1)* | an einer depressiven Verstimmung, gleich welcher Genese, leidend; traurig verstimmt |
| *Diabetes mellitus (1)* | Zuckerkrankheit, Zuckerharnruhr |
| *Exacerbation (1)* | Verschlimmerung, Steigerung, Wiederaufbrechen, z.B. bei Tuberkulose |
| *Geriatrie (1)* | Lehre von den Krankheiten des alten Menschen, Altersheilkunde, betrifft v.a. innere Medizin, aber auch Psychiatrie (Gerontopsychiatrie) |
| *Gerontoprophylaxe (1)* | Vorbeugung, vgl. Geriatrie |
| *Gerontopsychiatrie (2)* | Syn. für Alterspsychiatrie |
| *Hirnatrophie (1)* | generalisierter oder umschriebener Schwund des zerebralen Nervengewebes, evtl. mit Degeneration |
| *Homöostase (1)* | Aufrechterhaltung der inneren Körperteile mit Hilfe von Regelsystemen (z.B. Regelung des Kreislaufs, der Körpertemperatur, des ph-Werts) |
| *Hydrotherapie (2)* | Wasserbehandlung, Behandlung psychischer Krankheiten mit körperwarmem, kälterem oder wärmerem Wasser |
| *hypochondrisch (2)* | ängstlich um die Gesundheit besorgt; milzsüchtig; schwermütig |
| *inkontinent (1)* | Unvermögen, Harn oder Stuhlgang willkürlich zurückzuhalten, unfreiwilliger Abgang von Harn und Stuhl |
| *Kontrakturen (1)* | Muskelreaktionen auf einen Reiz, der kein Aktionspotential ist |
| *manisch (2)* | an Manie leidend; erregt |
| *morphologisch (1)* | die Lehre von der Körper-(Organ-) Form und der Körperstruktur betreffend |

| | |
|---|---|
| *Neurologie (2)* | nervenärztliches Fachgebiet, umfaßt alle Maßnahmen der Erkennung, der nichtoperativen Behandlung, der Prävention und der Rehabilitation bei Erkrankungen des zentralen, peripheren und vegetativen Nervensystems sowie der Muskulatur |
| *Pneumonie (1)* | Entzündung des Lungengewebes unterschiedlicher Ursache, meist infektiösen Ursprungs |
| *psychoreaktiv (2)* | Reaktion auf Erlebnisse |
| *Psychosyndrom (2)* | Sammelbezeichnung für ein Muster von psychischen Veränderungen nicht näher bestimmter Art |
| *Sedativa (1)* | sog. Beruhigungsmittel; Psychopharmaka, die relativ unspezifisch eine dämpfende Wirung auf Funktionen des Zentral-Nerven-Systems haben |
| *Senium, senil (2)* | Greisenalter |
| *vaskular (1)* | zu den Blutgefäßen gehörend, sie enthaltend |

(1) = Pschyrembel Klinisches Wörterbuch, Walter de Gruyter, 256. Auflage, Berlin - New York 1990

(2) = Wörterbuch der Psychiatrie und medizinischen Psychologie, Uwe Henrik Peters, Urban und Schwarzenberg, 4. Auflage, München - Wien - Baltimore 1990

# Literaturverzeichnis

*Altwerden in der Bundesrepublik Deutschland*, Geschichte - Situationen - Perspektiven, Bd. 1, Dt. Zentrum für Altersfragen e.V., Berlin, Juni 1982

*Arbeit, Mensch, Gesundheit*, Katalog zur gleichnamigen Ausstellung, hrsg. von Christina Berholz, Dölling u. Galitz Verlag Hamburg 1990, Beitrag von Joachim Döbler: Unendlich viel Liebe, wenig Ideenreichtum, erhebliche Körperkräfte - von der Siechenwartung zur Altenpflege

*Arbeitsgruppe Bielefelder Soziologen (Hrsg.)*: Alltagswissen, Interaktion und gesellschaftliche Weiblichkeit, Bd. 1 u. 2, Opladen 1980

*Arbeitskreis der Gesellschaft für sozialen Fortschritt*: Bevölkerungsentwicklung und nachwachsende Generation, Stuttgart - Berlin - Köln - Mainz 1980

*Bach, Ulrich*, Boden unter den Füssen hat keiner, Plädoyer für eine solidarische Diakonie, Vandenhoeck u. Ruprecht, Göttingen 1980

*Balluseck, Hilde v.*, Die Pflege alter Menschen - Institutionen, Arbeitsfelder und Berufe, Berlin 1980

*Barth, Karl*, Kirchliche Dogmatik (KD), Bd. III/1, Die Lehre von der Schöpfung, 1969

*Barth, Karl*, Kirchliche Dogmatik (KD), Bd. III/4, Die Lehre von der Schöpfung, 1970

*Beauvoir, Simone de*, Das Alter, Essay, Rowohlt Verlag Reinbek, Buchclub Ex Libris, Zürich 1977

*Becker, Karl-Friedrich*, Altern - Theolog. Aspekte in Hg. U. Lehr: Altern - Tatsachen und Perspektiven, Bouvier Verlag Herbert Grundmann, Bonn 1983

*Becker, Karl-Friedrich*, Emanzipation des Alters, Gütersloher Verlagshaus Gerd Mohn, 1975

*Bente, D. / Cooper, H. / Kanowski, S.*, Hirnorganische Psychosyndrome im Alter, 3 Bände, Springer-Verlag Berlin 1987

*Bergener, M. / Husser, J. / Kähler, H.D. / Mehne, P.*, Die gesundheitliche und soziale Situation älterer Menschen in der Großstadt, Stuttgart - Berlin - Köln - Mainz 1980

*Bergener, M.*, Depressive Syndrome im Alter, Thieme-Verlag Stuttgart 1989
Bericht der Bund-Länder-Arbeitsgruppe: Aufbau und Finanzierung ambulanter und stationärer Pflegedienste, April 1981, veröffentlichtes Manuskript

*Berner, P. / Zapotoczky, H.G.*, Depressionen im Alter, Hollinek-Verlag Wien 1983

*Birren, James E.*, Altern als psychologischer Prozeß, Lambertus-Verlag Freiburg i.Br., 1974

*Blasberg-Kuhnke, Martina*, Gerontologie und Praktische Theologie, Studien zu einer Neuorientierung und Altenpastoral, Patmos Verlag Düsseldorf, 1985

*Bleuler, E.*, Dementia praecox oder Gruppe der Schizophrenien, in: Aschaffenburg (Hrsg.), Handbuch der Psychiatrie, Deuticke, Leipzig 1911

*Blumer, Herbert*, Der Methodologische Standort des symbolischen Interaktionismus, in: Arbeitsgruppe Bielefelder Soziologen (Hrsg.): Alltagswissen, Interaktion und gesellschaftliche Weiblichkeit, Bd. 1 u. 2, Opladen 1980

*Böckle, Franz*, Theologisch-ethische Aspekte des Alterns, in: Arzt und Christ 20 (1974), S. 175-185

*Böhm, Erwin*, Verwirrt nicht die Verwirrten, Psychiatrie-Verlag Bonn 1988

*Brandt, Franz*, Modelle offener Altenhilfe, Ergebnisse der Auswertung einiger vom Bundesministerium für Jugend, Familie und Gesundheit geförderter Modelle offener Altenhilfe, Stuttgart 1979

*Braun, Ute / Halisch, R.*, Pflegeplanung als Arbeitsstil, Lehrbuch Altenpflege, Curt R. Vincentz Verlag Hannover 1989

*Brocklehurst, John C.*, Geriatrie für Studenten, J.C. Brocklehurst/T. Hunley/M. Martin, Autor. Übersetzung und Bearbeitung von Michael Martin, Reihe UTB 789, Dr. Dietrich Steinhopff Verlag Darmstadt 1980

*Clemens, Wolfgang*, Analyse klinischer, geriatrischer und gerontopsychiatrischer Einrichtungen in der Bundesrepublik Deutschland, Berlin 1979

*Der Landkreis*, Zeitschrift für Kommunale Selbstverwaltung, Köln, Deutscher Gemeindeverlag 1966

*Deutscher Bundestag* - 10. Wahlperiode, Drucksache Nr. 10/6145

*Dieck, M. / Schreiber, Th.*, Gerontologie und Gesellschaftspolitik, Dt. Zentrum für Altersfragen Berlin 1979

*Dieck, Margret*, Social and Medical Aspects of the Situation of Older People in the Federal Republic of Germany, Berlin 1981

*Die Lebenssituation älterer Menschen*, Ergebnisse einer Repräsentativerhebung in Baden-Württemberg, Ministerium für Arbeit, Gesundheit und Sozialordnung 1983

*Dilling, H./Reimer, Ch.*, Psychiatrie, Springer-Lehrbuch, Springer Verlag Berlin - Heidelberg 1990

*Dilthey, Wilhelm*, Beiträge zum Studium der Individualität, Bd. 5, Stuttgart - Göttingen 1973

*Dobzhansky, Theodosius*, Dynamik der menschlichen Evolution, Gene und Umwelt, S. Fischer Verlag Hamburg 1965

*Ebeling, Gerhard*, Dogmatik des christlichen Glaubens, Bd. 2, Zweiter Teil, Der Glaube an Gott, den Versöhner der Welt, J.C.B. Mohr (Paul Siebeck), Tübingen 1979

*Eibach, Ulrich*, Medizin und Menschenwürde, Ethische Probleme in der Medizin aus christl. Sicht, Theolog. Verlag R. Brockhaus, Wuppertal 1976

*Eisenbach, Martin*, Psychologie in der Altenarbeit, Lambertus-Verlag Freiburg i.Br., 2. Auflage 1978

*Empfehlungen zur Altenhilfe*, zugleich ein Beitrag zur Sozialplanung der Landkreise, Hg. Landkreistag Baden-Württemberg, Stuttgart, Richard Boorberg Verlag Stuttgart 1987

*Empfehlungen der Expertenkommission* der Bundesregierung zur Reform der Versorgung im psychiatrischen und psychotherapeutisch-/-psycho-somatischen Bereich auf der Grundlage des Modellprogramms Psychiatrie der Bundesregierung, 11.11.88

*Fachbericht zur Situation älterer Menschen* in der Bundesrepublik Deutschland, hrsg. vom Dt. Zentrum für Altersfragen e.V. Berlin, Mai 1982

*Familienbericht 4.*, Die Situation der älteren Menschen in der Familie, Bundesminister für Jugend, Familie, Frauen und Gesundheit 1986

*Falck, I. / Lehr, U.*, Altersdepression in "Zeitschrift für Gerontologie", Bd. 6, Nr. 6, Steinkopff-Verlag Darmstadt 1973

*Farb, Peter*, Das ist der Mensch, Ursprung - Werden - Zukunft, Albrecht Knaus Verlag Hamburg 1981

*Flüglister, N.*, Furcht und Ehrfurcht vor dem Alter, Die Bibel zum Problem des Alterns, in: Zauner/Erharter, Pastoraltagung, 1965, S. 64 - 81

*Frankl, Viktor E.*, Das Leiden am sinnlosen Leben, Herderbücherei Freiburg, 1977

*Füsgen, Ingo*, Pflege und Betreuung des chronisch kranken, alten Menschen zu Hause, Thieme-Verlag Stuttgart 1980

*Geissler, Rolf-Heinz,* Seelsorge an alten Menschen, Eine Handreichung für ehrenamtliche Helfer in der Gemeinde, hrsg. von der Evangel. Kirche in Hessen u. Nassau, Darmstadt 1981

*Göschel/Lucke,* Sperrt uns nicht ein - Erfahrungs-bericht aus dem Pflegeheim, Vincentz-Verlag Hannover 1990

*Gollwitzer, Helmut,* Krummes Holz - aufrechter Gang, Zur Frage nach dem Sinn des Lebens, Chr. Kaiser Verlag München 1973

*Groenbaeck, Villiam,* Seelsorge an alten Menschen, Vandenhoeck u. Ruprecht, Göttingen 1969

*Grond, Erich,* Die Pflege verwirrter alter Menschen, Lambertus-Verlag Freiburg 1984

*Grond, Erich,* Praxis der psychischen Altenpflege, Werk Verlag Banaschewski, 1990/8

*Guardini, Romano,* Die Lebensalter, 7. Auflage, Würzburg 1963

*Gutzmann, Hans,* Senile Demenz vom Alzheimer Typ, Ferdinand Enke-Verlag Stuttgart 1988

*Häfner, Heinz,* Psychische Gesundheit im Alter, Gustav Fischer Verlag Stuttgart 1986

*Handbuch "Gerontopsychiatrie",* Bd. 9, Nr. 2, Steinkopff-Verlag Darmstadt 1976

*Handbuch "Gerontopsychiatrie",* Bd. 4, Nr. 1, Steinkopff-Verlag Darmstadt 1971

*Hedtke-Becker, A. / Schmidtke, C.,* Frauen pflegen ihre Mütter, Eine Studie zu Bedingungen häuslicher Altenpflege, Eigenverlag des Dt. Vereins für öffentliche u. private Fürsorge, Frankfurt, März 1985

*Hirche, Kurt,* Die Altern kommen, Überlegungen zum Älterwerden, Rowohlt Verlag Reinbek bei Hamburg 1984

*Historischer Abriß* aus Altwerden in der Bundesrepublik Deutschland, Geschichte - Situationen - Perspektiven, Bd. 2 - XII, Sozialdienste und Gesundheitsdienste für ältere Menschen, S. 681 - 695, Dt. Zentrum für Altersfragen e.V. Berlin, Juni 1982

*Hodkinson, Henry Malcolm,* Geriatrie im Abriß, Eingeleitet von Paul Lüth, Reihe Interdisciplins, Hippokrates Verlag Stuttgart 1980

*Huber, Gerd,* Psychiatrie, 4. Auflage, Schattauer Verlag Stuttgart New York 1987

*Huber, Wolfgang/Tödt, Heinz Eduard,* Menschenrecht, Perspektiven einer menschlichen Welt, Kreuz-Verlag Stuttgart - Berlin 1977

*Ihle, Bernhard,* Ältere Menschen in der Kirche, Anthropolog., theolog. und religionssoziolog. Voraussetzungen u. Implikationen der Altenpastoral, Institut für Caritaswissenschaften u. christl. Sozialarbeit, Freiburg 1975

*Joss-Dubach, Bernhard,* Das Alter - Eine Herausforderung für die Kirche, Theolog. Verlag Zürich 1987

*Jüngel, Eberhard,* Der alte Mensch - als Kriterium der Lebensqualität, Bemerkungen zur Menschenwürde der leistungsunfähigen Person, in: Der Wirklichkeitsanspruch von Theologie und Religion, die sozialetische Herausforderung, FS. Ernst Steinbach, Hg. Dieter Henke u.a., S. 129 - 132, J.C.B. Mohr (Paul Siebeck), Tübingen 1976

*Juchli, Sr. Liliane,* Alt werden - alt sein, Friedrich Reinhardt AG Basel 1985, S. 40 - 56

*Käsemann, Ernst,* Paulinische Perspektiven, 2. durchgesehene Auflage, J.C.B. Mohr (Paul Siebeck), Tübingen 1974

*Kanowski, S. / Ladurner, G.,* Dementielle Erkrankungen im Alter, Thieme-Verlag Stuttgart 1988

*Katscher, Liselotte,* Geschichte der Krankenpflege, Christl. Zeitschriftenverlag Berlin, 4. Auflage, 1962

*Klee, Ernst,* Euthanasie im NS-Staat, S. Fischer Verlag Frankfurt a.M. 1983

*Knudsen, Harald,* Arzt und Seelsorger im Hospital, Sozialpsycholog. u. psychotherap. Aspekte in der Seelsorge an alten Menschen, Berliner Hefte für evang. Krankenseelsorge 1974

*Kohli, Manfred,* "Offenes" und "geschlossenes" Interview, in: Soziale Welt, 1978,

*Küng, Hans,* Christ sein, Deutscher Taschenbuchverlag München 1980

*KDA - Kuratorium Deutsche Altershilfe,* Presse- u. Informationsdienst, Köln, 5/85, 6/86 u. 7/86, 1/87 - 8/87, 1/88 - 8/88, 1/89 - 8/89, 1/90 - 7/90, 1/91 - 6/91, 1/92 - 4/92

*Lehr, Ursula/Wolf, D. Oswald,* Alter, Hans Huber Verlag Bern - Stuttgart - Toronto 1991

*Lehr, Ursula,* Hg. Altern - Tatsachen u. Perspektiven, Ergebnisse interdisziplinärer gerontologischer Forschung, Bouvier Verlag Herbert Grundmann, Bonn 1983

*Lehr, Ursula,* Intervention in der Gerontologie, Zukunftsaspekte: Altern im Jahre 2000, Verlag Sekretariat VSA, Zürich 1982

*Lehr, Ursula,* Hg., Interventionsgerontologie, Praxis der Sozialpsychologie, Dr. Dietrich Steinkopff Verlag Darmstadt 1979

*Lehr, Ursula,* Psychologie des Alterns, Quelle & Meyer Verlag Heidelberg, 7. Auflage, 1991

*Lehr, Ursula / Thomae, Hans,* Formen seelischen Alterns, Ferdinand Enke Verlag Stuttgart 1987

*Loch, Werner,* Erziehung und Geschichte bei Johann Gottfried Herder, in: Bildung und Erziehung 10, 1957, S. 202 - 214

*Loch, Werner,* Hg., Lebenslauf und Erziehung, Neue Deutsche Schule, Verlagsgesellschaft Essen 1979

*Lochmann, Jan Milic,* Von Arbeit zur Ruhe, Älterwerden und die Frage nach dem Sinn des Lebens, in: Dokumentation Vita Tertia 82, Fachkongress, Vita Tertia Basel 1982 a)

*Lohmann, Sigrid,* Die Lebenssituation älterer Menschen in der geschlossenen Altersfürsorge, Curt R. Vincentz Verlag Hannover 1970

*Lowy, Louis,* Soziale Arbeit mit älteren Menschen, Lambertus-Verlag Freiburg 1981

*Mace, Nancy L. / Rabins, Peter V.,* Der 36-Stunden-Tag. Die Pflege des verwirrten älteren Menschen, speziell des Alzheimer-Kranken, Verlag Hans Huber, Bern - Stuttgart, 1988

*Martin, Eric / Junod, Jean-Pierre,* Lehrbuch der Geriatrie, 2. Auflage, Hans Huber Verlag Stuttgart, 1986, S. 53 - 72, S. 427 - 439

*Maslow, Abraham H.,* Psychologie des Seins - Ein Entwurf, Kindler Verlag GmbH München 1973

*Matthes, Werner,* Pflege als rehabilitatives Konzept, Lehrbuch Altenpflege, Curt R. Vincentz Verlag Hannover 1989

*Merklein, Renate,* Griff in die eigene Tasche, Hintergeht der Bonner Sozialstaat seine Bürger? in: Spiegel-Buch Bd. 5, Rowohlt Taschenbuch Verlag Reinbek bei Hamburg 1980

*Ministerium für Arbeit, Gesundheit und Sozialordnung Baden-Württemberg,* Pflegerische Aspekte und rechtliche Anforderungen beim Umgang mit verwirrten und psychiscch kranken Menschen im Heim, Arbeitshilfe, 1991

*Müller, Josef*, Pastoraltheologie, Ein Handbuch für Studium und Seelsorge, Verlag Styria Graz - Wien - Köln 1993

*Moltmann, Jürgen*, Menschenwürde, Recht und Freiheit, Kreuz-Verlag Stuttgart - Berlin 1979

*Neumann, Daikeler, Norbert*, Versorgung psychisch Alterskranker im Rahmen einer gerontopsychiatrischen Tagesstätte, in: Dissertation, Heidelberg 1987

*Nitsch, Annette*, Leid als Anfrage an Seelsorge und Diakonie im Hinblick auf die Probleme alter Menschen, Institut für Caritaswissenschaften u. christl. Sozialarbeit, Freiburg 1984

*Österreich, Klaus*, Psychiatrie des Alterns, Quelle & Meyer Verlag Heidelberg 1981

*Otto, Gert*, Hg., Praktisch-theolog. Handbuch, 2. neubearb. u. erweiterte Auflage, Verlag W. Kohlhammer Stuttgart - Berlin - Köln - Mainz 1975

*Pädagogische Grundbegriffe*, Bd. 1, Dieter Lenzen (Hrsg.), rowohlts enzyklopädie, Rowohlt Verlag Reinbek 1989

*Pastorale Handreichung*, Anregungen für die Seelsorge im Krankenhaus und im Alten- und Pflegeheim, Erzbistum Paderborn, 2. Aufl., 1988

*Radebold, Harmut/Bechtler, Hildegard/Pina, Ingeburg*, Therapeutische Arbeit mit älteren Menschen, Ein Handbuch, Lambertus-Verlag Freiburg i.Br. 1981

*Rahner, Karl*, Glaube und Altersstufen, Hg., K. Lehmann/A. Raffelt, Praxis des Glaubens, Freiburg - Basel - Wien 1982

*Rahner, Karl*, Leben im Alter - Zum theologischen und anthropologischen Grundverständnis des Alters, aus der Reihe: Woche für das Leben, Arbeitshilfen 104, 1993

*Reimer, F.*, Gerontopsychiatrie im Psychiatrischen Landeskrankenhaus, 18. Weinsberger Kolloquium 1986, Weissenhof-Verlag Dr. J. Kunow, Weinsberg 1987

*Riemann, Fritz*, Die Kunst des Alterns, Kreuz Verlag Stuttgart 1981

*Rolshoven, Hubertus*, Pflegebedürftigkeit und Krankheit im Recht. Eine Analyse unter besonderer Berücksichtigung der Kostenträgerschaft, Berlin 1978

*Roth, Barbara*, Unsere Zukunft, in: Süddeutsche Zeitung Nr. 238 vom 15./16.10.83

*Roth, Heinrich*, Pädagogische Anthropologie, Bd. 2, Entwicklung und Erziehung, Hermann Schroedel Verlag Hannover, 1. Auflage 1971

*Rosenmayr, L.*, Hg., Die menschlichen Lebensalter, München - Zürich 1978

*Ruppert, L*, Der alte Mensch aus der Sicht des Alten Testaments, in: Trierer Theolog. Zeitschrift 85 (1976), S. 270 - 281

*Salomon, Michel*, Die Zukunft des Lebens, hrsg. Michael Salomon, Paul Zsolnay Verlag Wien - Hannover 1981

*Schär, Meinrad*, Leitfaden der Sozial- und Präventivmedizin, 2. überarb. u. veränderte Auflage, Verlag Hans Huber, Bern 1973

*Schenda, Rudolf*, Das Elend der alten Leute, Informationen zur Sozialgerontologie für die Jüngeren, Patmos Verlag Düsseldorf 1972

*Schmalbrock, G./Schoißwohl, V.*, Erzähl mir von deinem Leben, Handreichung zum Glaubensgespräch mit alten Menschen, Kösel Verlag München 1982

*Schmidt, Hans-Georg*, Hg., In der Schwäche ist Kraft, Behinderte Menschen im Alten und Neuen Testament, Friedrich Wittig Verlag Hamburg 1979

*Schmidt, Roland/Wagner, Richard:* Wohngemeinschaften alter Menschen, in Hrsg. Johann August Schülein, Vor uns die Mühen der Ebenen, Giessen 1980

*Schmitz-Scherzer, R. / Schick, J. / Kühn, D. / Plagemann, K.*, Altenwohnheime, Personal und Bewohner, Eine empirische Studie in der Stadt Braunschweig, Stuttgart - Berlin - Köln - Mainz 1978

*Schultz, Hans-Jürgen*, Hg., Die neuen Alten, Erfahrungen aus dem Unruhestand, Kreuz Verlag Stuttgart, 4. Auflage 1988

*Selbsthilfegruppen älterer Frauen*, Schriftenreihe des Bundesministeriums für Jugend, Familie und Gesundheit, Bd. 147, Kohlhammer Verlag Stuttgart - Berlin - Köln - Mainz 1985

*Socialdata*, Institut für empirische Sozialforschung GmbH: Anzahl und Situation zu Hause lebender Pflegebedürftiger. Ermittlung der Repräsentativ-daten und Situationsgruppenanalyse, mit Beiträgen von W. Brög, G.-F. Häberle, B. Mettler-Meibom, U. Schellhaas, Kohlhammer Verlag Stuttgart 1980

*Späth, Lothar / Lehr, Ursula*, Altern als Chance und Herausforderung, Bd. 1, Verlag Bonn Aktuell GmbH, Stuttgart 1990

*Speck, J./Wehle, G.*, Hg., Handbuch pädagogischer Grundbegriffe, Bd. 2, München 1970

*Sporken, Paul*, Begleitung in schwierigen Lebenssituationen, Ein Leitfaden für Helfer, Herder Verlag Freiburg i.Br., 1984

132

*Sporken, Paul,* Was alte Menschen brauchen, Herder-Verlag Freiburg 1988

*Spranger, Eduard,* Das Wesen der Lebensalter mit besonderer Berücksichtigung der späten Lebensalter, in: Gesammelte Schriften IV, Tübingen - Heidelberg 1974, S. 328 - 345

*Stätten der Altenpflege* im Laufe der Jahrhundert, in: Der Landkreis, 8-9/1966, Baden-Württemberg

*Steinmann, Bernhard,* Hg. Die Pflege des Betagten und Chronisch-Kranken, Referate des Kurses über Pflege und Betreuung der Betagten und Chronisch-Kranken, Verlag Hans Huber, Bern - Stuttgart 1963

*Symposium* am 20. u. 21.11.81 in Wien, Depression im Alter, Verlag Brüder Hollinek, Wien

*Tagespflege in der Bundesrepublik Deutschland,* Schriftenreihe des Bundesministeriums für Jugend, Familie, Frauen und Gesundheit, Kohlhammer-Verlag Stuttgart, Berlin, Köln 1989, Bd. 249

*Tausch, Anne-Marie,* Gespräche gegen die Angst, Krankheit - ein Weg zum Leben, Rowohlt Verlag Reinbek bei Hamburg 1981

*Tews, Hans-Peter,* Soziologie des Alterns, Quelle & Meyer Verlag Heidelberg, 3. Auflage, 1979

*Thomae, Hans/Lehr, Ursula,* Altern - Probleme und Tatsachen, Akademische Reihe, Akadem. Verlagsgesellschaft Frankfurt a.M. 1968

*Thun, Theophil,* Das religiöse Schicksal des alten Menschen, Eine religionspsychologische Untersuchung, Klett-Verlag Stuttgart 1969

*Tölle, Rainer,* Psychiatrie, 8. Auflage, Springer-Verlag Berlin - Heidelberg 1988

*Utke, Allen R.,* Der Bioschock, Kösel-Verlag München 1980

*Vorgrimmler, H.,* Hoffnung auf Vollendung, Abriß der Eschatologie, Freiburg i.Br. 1980

*Werner, Wolfgang,* Psychische Störungen des alternden Menschen, Hoechst AG Frankfurt 1983

*Wintzer, Friedrich,* Hg., Praktische Theologie, Unter Mitarbeit von M. Josuttis, D. Rössler, W. Steck, in: Neukirchener Arbeitsbücher, Neukirchener Verlag, Neukirchen-Vluyn 1982

*Zenger, E.,* Das Buch Exodus, Geistliche Schriftlesung, Düsseldorf 1982

*Zgola, M. Jitha,* Etwas tun!, Hans Huber Verlag Stuttgart 1989

# Medizin- und Wissenschaftsgeschichte

DIE MEDIZIN UND DER ERSTE WELTKRIEG
Herausgegeben und eingeleitet von Wolfgang U. Eckart und Christoph Gradmann
Neuere Medizin- und Wissenschaftsgeschichte, Bd. 3, 1995, ca. 420 Seiten, br.,
ISBN 978-3-8255-0066-5, 58,– DM

Als erster Krieg im technologisch-naturwissenschaftlichen Zeitalter markiert der Erste Weltkrieg einen tiefen Einschnitt in der Geschichte der europäischen Medizin: Durch die Veränderungen in Gesundheitsvorsorge und Krankheitsbekämpfung im 19. Jahrhundert (Medikalisierung) in den Kreis der gesellschaftlichen Großinstitutuionen aufgerückt, war die Medizin mit Beginn des Krieges auf vielfältige Weise in den technologischen, ideologischen und sozialen Zusammenhängen des Krieges eingebunden.

Der vorliegende Band versteht sich als Erkundung eines bislang in der Forschung vernaachlässigten Großthemas der Medizingeschichte. Das Spektrum der Beiträge umfaßt u.a. den Zusammenhang militärischer Disziplin bei der Behandlung der sog. Kriegsneurosen, die Frage medizinisch-technologischer Innovation im Krieg am Beispiel der Bluttransfusion, Versuche deutscher Pathologen deie Kriegssituation fachpolitisch umzumünzen, die nicht nur gedanklichen Experimente von Hygienikern im Krieg als »Laboratorium«, das Verhältnis von ziviler und militärischer Medizin im Krieg, die Influenza-Epidemie des Jahres 1918, biographische Beiträge und anderes mehr.

Mit Beiträgen von:
Udo Benzenhöfer, Natalja Decker, Wolfgang U. Eckart, Bernardino Fantini, Christoph Gradmann, Susanne Hahn, Ingrid Kästner, Paul Lerner, Jürgen Müller, Lion Murard, Cay-Rüdiger Prüll, Dieter Riesenberger, Thomas Schlich, Ingo Tamm, Klaus-Dieter Thomann, Paul Weindling, Patrick Zylbermann.

● CENTAURUS ●

*Ulla Knapp*
unter Mitarbeit von
**Marianne Weg**

# Arbeit teilen – schaffen – neugestalten

*FrauenBeschäftigungsProgramm*

194 Seiten, ISBN 978-3-8255-0020-7, 29,80 DM

Im vorliegenden Band werden Reformstrategien für mehr wirtschaftliche Gleichberechtigung zwischen Frauen und Männern vorgestellt und diskutiert. Daß solche Initiativen notwendig sind, belegt die Analyse des Geschlechterverhältnisses und der Zukunft der Frauenerwerbsarbeit in West- und – knapper gehalten – Ostdeutschland. Gefordert sind alle Wirtschaft und Arbeit betreffenden Politikbereiche und Handlungsebenen.

Das Buch konzentriert sich auf *staatliche* Reformstrategien. Vorgestellt werden zunächst die Politikfelder, für die primär der *Bund* bzw. die *Bundesländer* zuständig sind: von einem frauenfreundlichen Umbau der Steuer-, Sozial- und Infrastrukturpolitik im Sinne einer besseren Vereinbarkeit von Beruf und Kindererziehung über gleichstellungsgesetzliche Maßnahmen bis hin zu beschäftigungsorientierter Wachstums- und Strukturpolitik sowie Arbeitsmarkt- und Arbeitszeitpolitik für Frauen.

Der letzte und umfangreichste Teil des Bandes befaßt sich mit gleichstellungspolitischen Anforderungen an die *kommunale* Wirtschafts- und Beschäftigungsförderung. Aufgezeigt werden Handlungsmöglichkeiten im Rahmen von Betriebsberatungen, Technologiepolitik, Existenzgründungsförderung sowie Arbeitsmarkt- und Qualifizierungspolitik, die anhand einer Vielzahl von Praxisbeispielen/Projekten illustriert werden. Zahlreiche Adressen geben die Möglichkeit, weitere Informationen zu erhalten.

Das Buch wendet sich vor allem an Praktikerinnen und Praktiker in Politik, Verwaltung, Gewerkschaften und Betrieben sowie MultiplikatorInnen und Studierende in Bildungseinrichtungen.

**Die Autorinnen:**

Dr. Ulla Knapp ist Professorin für Volkswirtschaftslehre mit dem Schwerpunkt »Frau und Wirtschaft« an der Hochschule für Wirtschaft und Politik in Hamburg.

Marianne Weg ist Diplom-Ökonomin und arbeitet als Abteilungsleiterin für Arbeitsmarktpolitik im Hessischen Ministerium für Frauen, Arbeit und Sozialordnung.

Centaurus • Pfaffenweiler

The manufacturer's authorised representative in the EU is Springer
Nature Customer Service Centre GmbH, Europaplatz 3, 69115 Heidelberg,
Germany. If you have any concerns regarding our products, please
contact ProductSafety@springernature.com

Printed and bound by CPI Group (UK) Ltd, Croydon, CR0 4YY
27/04/2026
02097662-0004